作りおき
シリーズ
食事療法

クローン病・潰瘍性大腸炎のノンオイル作りおき

田中可奈子
料理研究家・栄養士

女子栄養大学出版部

はじめに

１冊目の『クローン病・潰瘍性大腸炎の安心ごはん』を出版してからいろいろな反響をいただき、今回は本書を作らせていただくことになりました。

最初の本では、本当に知りたかった病気の知識や、メニューを考えるさいの食材の脂質の量などをすべて盛り込みました。これは、息子がクローン病と診断された当時は資料も少なく、とても不安だった私の経験に基づくものです。

２冊目に刊行した『クローン病・潰瘍性大腸炎の安心おかず』では、この病気が若い人に多いことから、社会でひとり立ちしていくうえで、だれもが簡単に作ることができるようなメニューを盛り込みました。

今回は応用がきく「作りおき」のレシピです。

わが家でも、作りおきレシピは毎日のノンオイルメニューを支えてくれています。忙しいとき、メニューを考えるのにもちょっと疲れてしまったときに、きっとお役に立つと思います。

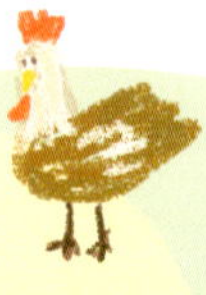

主菜は、時間があるときに作って冷蔵・冷凍しておくことで、気持ちにも余裕が生まれます。

野菜は火を通したほうが消化もよいため、わが家の冷蔵庫にはつねに2～3種類のゆで野菜がストックしてあります。主菜に添えたり、煮物の具にしたり、あえ物にしたり。野菜で食卓の彩りがよくなり、栄養バランスもととのいやすくなります。

また本書では、クローン病や潰瘍性大腸炎のかた向けの料理講習会を開いたときなどに、参加者の皆さんから伺った「これなら食べてもだいじょうぶ」という食材を中心にレシピを考えました。

ご自分の体調にあった食材でぜひ作ってみてください。毎日のごはんがおいしく、「楽ちん」になることが少しでもかなえられることを願っています。

料理研究家・栄養士
田中可奈子

目次

第3章

おなかにやさしい野菜＆芋の作りおき

第4章

作りおきの組み合わせメニュー

なにを食べたらいいの？

食事のポイント

このような病気です

クローン病は、口から肛門までの消化管、特に小腸や大腸に潰瘍（深い傷）ができる病気です。潰瘍性大腸炎は、大腸の粘膜にただれや潰瘍が起こります。どちらも、下痢や腹痛、血便、発熱などの症状があります。治療によって症状がよくなったり（寛《かん》解《かい》）、再び悪くなったり（再燃《さいねん》）をくり返しやすい慢性的な病気です。

10～30歳代の若い人に比較的多いことが共通点です。原因は不明ですが、病気のメカニズムが明らかになってきて、よりよい治療薬や治療法が開発されています。

また、食事に気をつけることで寛解の期間をのばしたり、健康な人とかわらない生活を送ることができたりします。

お話／酒井英樹（柏市立柏病院消化器内科科長代理・健診センター長）
石川由香（柏市立柏病院栄養科長）

食事で気をつけたいことは？

腸などの消化器に負担をかけないことがたいせつです。脂肪、食物繊維、香辛料は腸に負担をかけるので、低脂肪、低残渣《ざんさ》、低刺激がポイントに。また、エネルギーは熱や炎症で消費され、潰瘍を治すのにも必要なので、しっかり摂取します。

潰瘍性大腸炎はきびしい食事制限は不要といわれますが、好き放題に食べてよいわけではなく、バランスのよい食事が基本になります。クローン病の人は、寛解期でも脂質の摂取量は1日30g以下におさえたほうがよいとされます。

食事の基本ルール

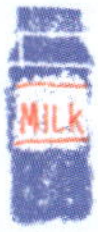

低脂肪

低脂肪の食品を選ぶ、
調理に油を使わないなど
くふうする

低残《ざん》渣《さ》

野菜は繊維を断つように切ったり、みじん切りにしたりする。
少量ずつよく噛《か》んで様子を見る

低刺激

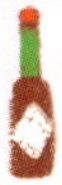

香辛料や辛味は
風味づけ程度に。
体調が悪いときは避ける

高エネルギー

食べられる食品を増やし、
しっかり食べて
エネルギーの確保を

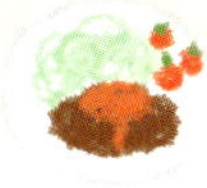

食品選びの目安は？

クローン病も潰瘍性大腸炎も個人差が大きい病気です。なにを食べたらよいか、なにを食べたらぐあいがよくないかは人それぞれで、一概にはいえません。
次ページの「食品選びの目安」を参考に、自分にあった食品を見つけてください。

人によってさまざまです

食品選びの目安

安心な食品を見つけよう

左表を参考に、自分に合った食品を見つけてください。食べたものと体調を記録する「食事記録」をつけることをおすすめします。

Point!
脂肪が多いもの、不溶性食物繊維が豊富なものは注意が必要
不溶性食物繊維が豊富なものは注意が必要
油揚げ、厚揚げは油抜きをすれば使用できる。おからは不溶性食物繊維が多いので注意
貝類は消化が悪いものが多い
肉は脂肪の多い部位は避ける。n-6系の脂が豊富な食品は避ける
乳糖不耐症の人は使用禁止
油を使用するときはn-3系の油を少量使用する
緑茶、紅茶は濃いものは避ける

Point!

不溶性食物繊維を多く含むごぼうやれんこん、とうもろこしなどは、少量ずつよく噛んで試します。一方、体調がよいときは、オクラや長芋などのねばねば食品、果物などに多く含まれる水溶性食物繊維は、適量を食べてもＯＫです。

Point!

食物繊維の影響は個人差も大きいのですが、だめなものはすべて省くのではなく、だしとして加え、あとから除くか、家族に食べてもらうのも一つの方法でしょう。味がよくなり、とけ出た栄養もとれると考えられます。

Point!

魚はほとんど問題ありませんが、タラやカレイなどの白身魚、マグロの赤身のような脂肪が少ないものから試してみてください。

	注意が必要な食品	どちらともいえない食品	比較的安心な食品
穀類 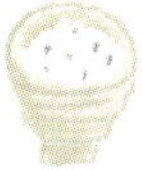	玄米、五穀米、クロワッサン、デニッシュ、そば、ラーメン、とうもろこし	食パン、フランスパン、スパゲティ	おかゆ、ごはん、もち、うどん、そうめん、ビーフン、麩
果物 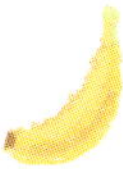	キウイフルーツ、柿、ラズベリー、すいか、メロン、いちご、梨、パイナップル、ぶどう、酸味が強い柑橘類		りんご、バナナ、桃、ペクチンを多く含むもの
豆類 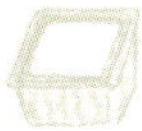	大豆、あずき、黒豆、うずら豆などの豆類、おから	油揚げ、厚揚げ、納豆、ひきわり納豆	豆腐、豆乳、凍り豆腐
魚介類 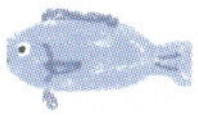	イカ、イカ製品（裂きイカ、するめ、塩辛）、干物、マグロ油漬け		カキ、魚はほとんど問題ない
肉・卵類 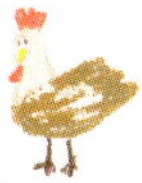	豚肉、豚肉の加工品（ハム、ソーセージ、ベーコンなど）	牛赤身肉、鶏もも肉（皮なし）	鶏ささ身、鶏胸肉（皮なし）、卵
乳類 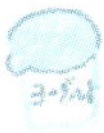	牛乳（普通牛乳）、生クリーム、アイスクリーム（高脂肪のもの）		ヨーグルト（低脂肪）、乳酸菌飲料、牛乳（無脂肪・低脂肪）
油脂類 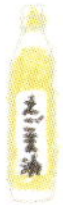	バター、マーガリン、ラード		n-3系油（しそ油、えごま油、アマニ油）
菓子類 	洋菓子、スナック菓子、チョコレート	プリン、幼児向けビスケット	和菓子（つぶあん以外）、せんべい（油使用の少ないもの）、あめ
嗜好飲料その他 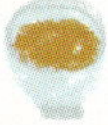	コーヒー、ココア、アルコール飲料、炭酸飲料、ナッツ類、海藻類		番茶、ほうじ茶

柏市立柏病院栄養科

作りおきの前に必見！

衛生面の注意点

食中毒を起こさないことは鉄則です。
「細菌をつけない、増やさない、やっつける」が食中毒予防の三原則です。

家庭でできる食中毒予防のポイント

（厚生労働省「家庭でできる食中毒予防の6つのポイント」から抜粋）

- こまめに手を洗う。タオルやふきんは清潔なものにかえる。
- 生の肉や魚は、生で食べるもの（野菜）などのそばに置かない。
- 肉や魚を切ったら包丁やまな板は洗い、熱湯をかける。できれば、肉用、魚用、野菜用と別々にそろえてあるとよい。
- 加熱は充分に。目安は中心部分の温度が75℃で1分間以上。
- 電子レンジを使うときは均一に加熱されるようにする。
- 盛りつけは清潔な器具、食器を使う。
- 冷蔵庫や冷凍庫の詰めすぎに注意。7割程度が目安。
- 冷凍したものの解凍は冷蔵庫で。料理に使う分だけ解凍し、解凍が終わったらすぐに調理する。
- 時間が経ちすぎたり、ちょっとでも怪しいと思ったら、思いきって捨てる。

料理レシピの見方

- レシピの重量は、正味重量（皮、骨、殻、芯《しん》などの食べない部分を除いた、実際に口に入る重さ）で示しています。
- 1カップは200ml、大さじ1は15ml、小さじ1は5ml、ミニスプーンは1mlです（標準計量カップ・スプーンの重量表はカバー袖参照）。
- 塩は「小さじ1＝5ｇ」のものを使用しました。
- フライパンはフッ素樹脂加工のものを使いました。
- 電子レンジは500Wのものを使用しました。お使いの電子レンジのワット数がこれよりも大きい場合は加熱時間を短めに、小さい場合は長めにしてください。
- 調理に使用した、オーブンシート、厚手のキッチンペーパー、密閉できる保存袋などについては36ページをごらんください。

第1章

安心素材で主菜の作りおき

クローン病や潰瘍性大腸炎の人が食べても比較的安心な素材——鶏肉と魚の作りおきです。

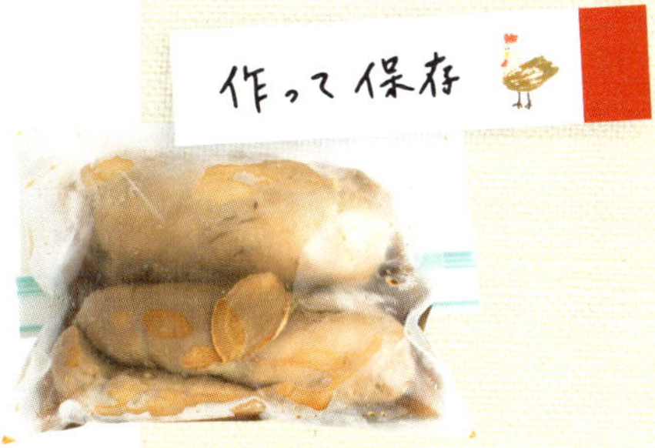

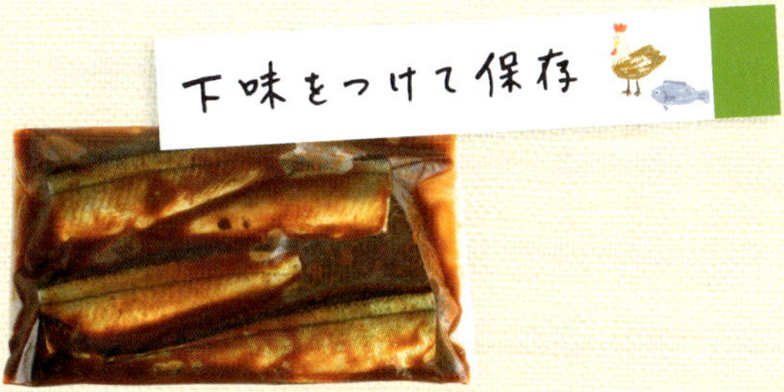

鶏ハム　和風しょうゆ味

調味液をからめてすぐに食べられますが、半日おくと味がしみてさらにおいしい。

材料／作りやすい分量（5人分）

鶏胸肉（皮なし）……… 2枚（400g）

a
- 水 ……………………… $\frac{1}{2}$カップ
- 砂糖・塩 …………… 各小さじ1

b
- しょうゆ …………… 大さじ1$\frac{2}{3}$
- 砂糖・みりん・酒 ……………………… 各大さじ1
- しょうが（薄切り）……… 2枚

1人分 101kcal　脂質 1.5g　食塩相当量 1.0g

作り方

❶鶏肉はaをからめて15分以上おき、汁けをふきとる。

❷鶏肉の厚みが均一になるように包丁を入れて開く。1枚を端からくるくると巻き、ラップを二重にしてぴっちりと包み、均一の太さの棒状にする。もう1枚も同様に。

❸巻き終わりを下にして耐熱皿に並べ、電子レンジ（500 W）で5分、裏返して4分加熱する。そのままさめるまでおく。

❹小なべにbを入れ、ひと煮立ちさせて火を消し、さめるまでおく。

❺鶏肉はラップをはずし、密閉できる保存袋に入れて④を注ぎ入れ、からめる。

■盛りつけ／1人分

鶏ハム80gは5㎜幅に切って器に盛り、鶏ハムのつけ汁少量をかける。レモン（くし形切り）1切れを添え、イタリアンパセリ適量を飾る。

Point!

ラップでしっかり包んで加熱すると、鶏肉の汁けを逃さず、パサつかずにでき上がります。

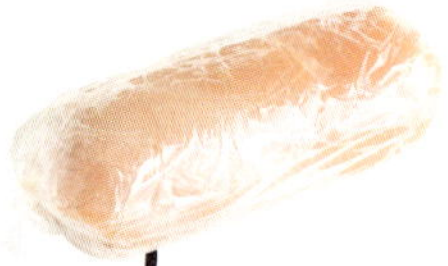

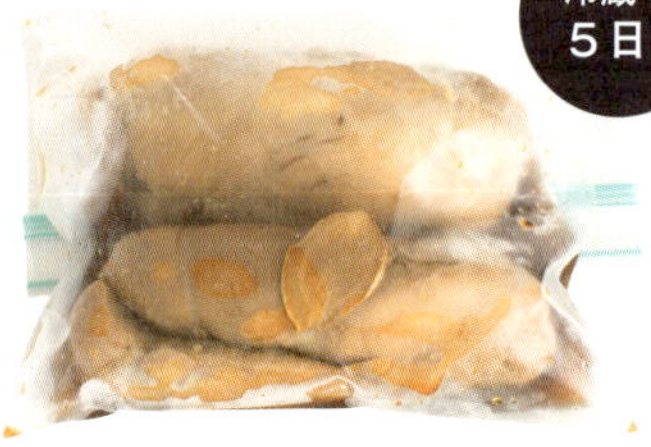

冷蔵で5日※

※冷凍する場合は5㎜幅に切って2週間

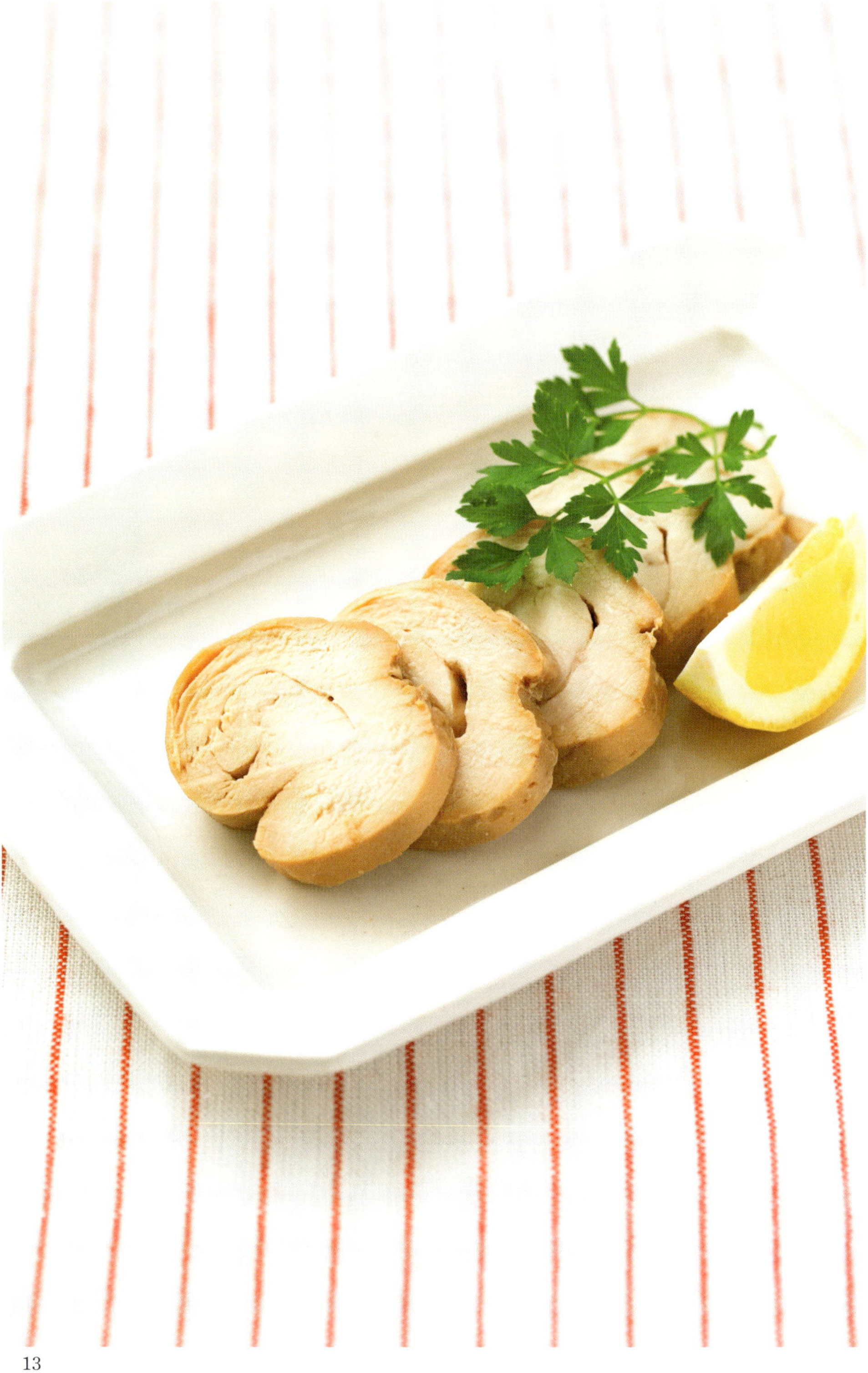

鶏肉のみそチャーシュー

みそのコクに甘酒のまろやかな香味を加えて。

材料／作りやすい分量（５人分）

鶏胸肉（皮なし）……… ２枚（400g）

a
- 甘酒……………………… 大さじ６
- みそ……………………… 大さじ４
- 酒………………………… 大さじ３
- 豆板醤《とうばんじゃん》・酢………… 各大さじ１
- にんにく・しょうが（各すりおろし）………… 各小さじ１

1人分 116kcal　脂質1.8g　食塩相当量 0.9g

作り方

❶鶏肉は厚みが均一になるように包丁を入れて開く。

❷ａを混ぜ合わせ、耐熱容器に半量を敷いて鶏肉を並べ入れ、残りのａを塗る。

❸ラップをかけて電子レンジ（500W）で５分加熱し、裏返してラップをかけて４分加熱する。

❹さめるまでそのままおき、余熱で火を通す。

■盛りつけ／１人分

みそチャーシュー 80g は５～８㎜厚さに切って器に盛り、白髪ねぎ５gをのせる。ラディッシュの輪切り・貝割れ菜各適量を飾る。

Point!

電子レンジ加熱は、煮たり焼いたりするよりも鶏肉の汁けがとばずにしっとりと仕上がります。ただ、加熱しすぎると筋繊維がかたくなるので、時間を守って加熱を。

冷蔵で５日※

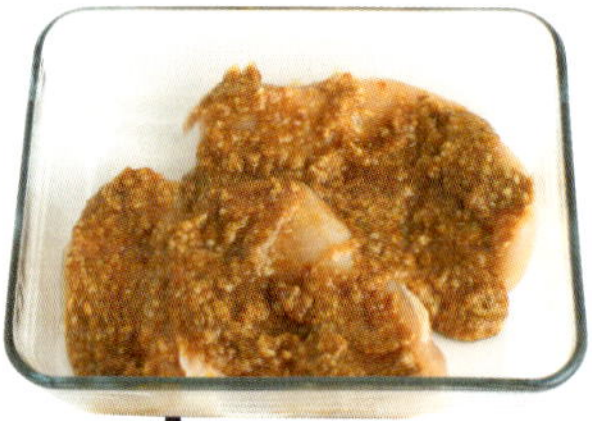

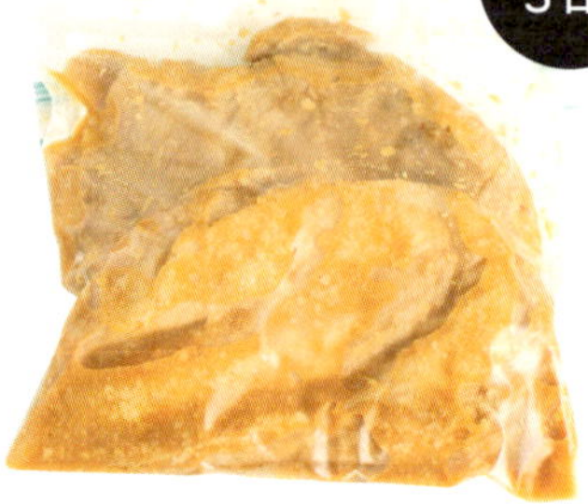

※冷凍する場合は５㎜幅に切って２週間

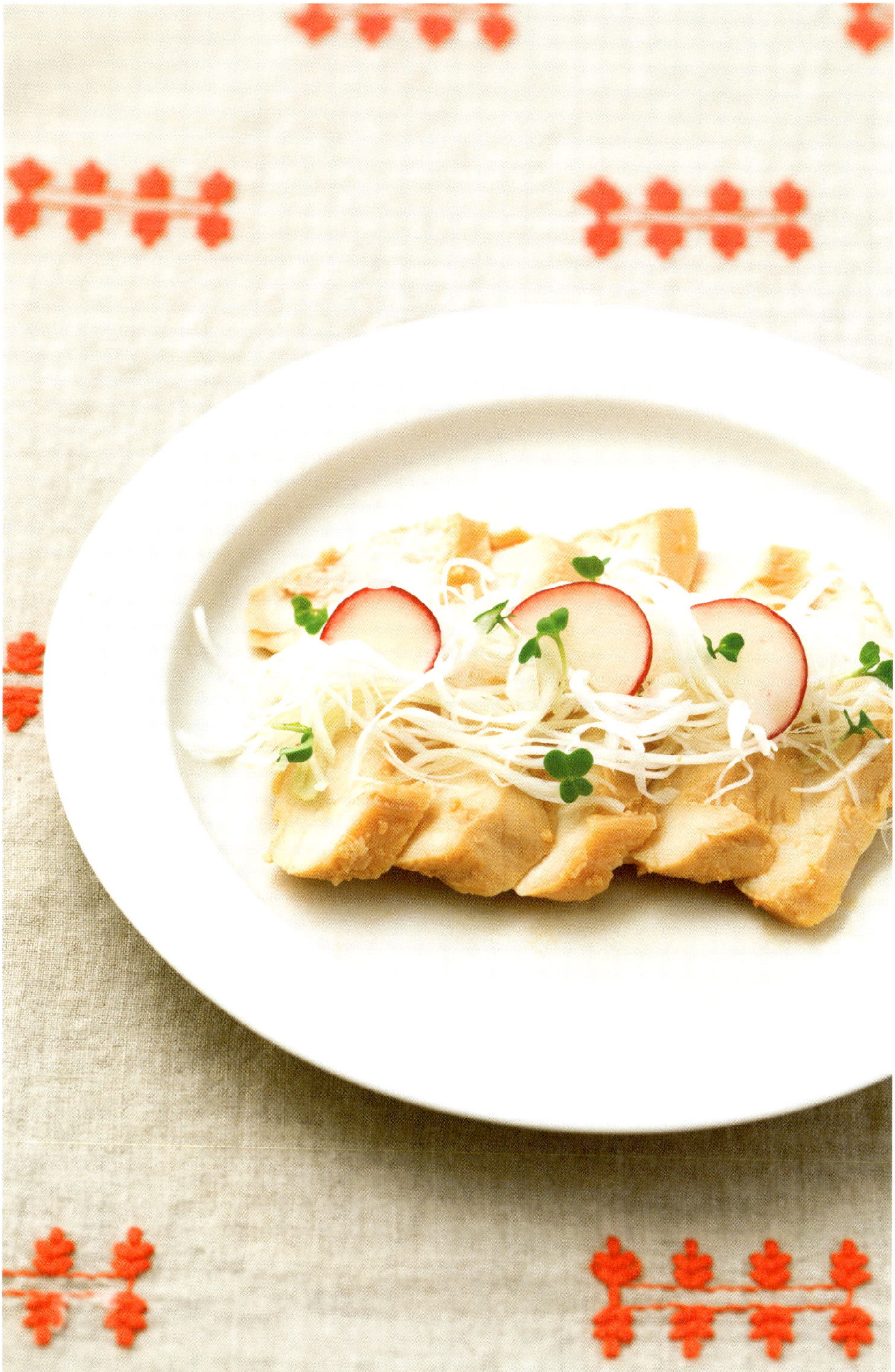

鶏肉のミートローフ

ほろほろとやわらかな食感。しょうがとしょうゆで和の味わいです。

材料／作りやすい分量（4人分）

a
- 鶏ひき肉……………………300g
- パン粉…………………½カップ
- 卵……………………………1個
- ねぎ（みじん切り）………1本
- しょうが（すりおろす）少量
- しょうゆ………………大さじ2
- 砂糖…………………大さじ1½
- かたくり粉・酒……各大さじ1

にんじん……………………………45g
さやいんげん………………3〜4本
パプリカ（赤・黄）………各¼個
オクラ…………………………3本

1人分 232kcal　脂質 10.9g　食塩相当量 1.5g

作り方

❶にんじんは1㎝角の棒状に、パプリカは縦に1㎝幅に切る。にんじん、いんげん、パプリカ、オクラの順に下ゆでし、湯をきる。
❷ボールにaを入れて練り混ぜる（肉だね）。
❸アルミ箔《はく》を25㎝×25㎝に切り、肉だねの半量を置き、①を彩りよく並べて残りの肉だねをのせ、アルミ箔をしっかり包む。両端は折り曲げてしっかり閉じる。
❹180℃に熱したオーブンで20分焼く。

■**盛りつけ／1人分**

ミートローフ¼量は1.5㎝厚さに切って器に盛り、クレソン適量を添える。

Point!

フライパンで蒸し焼きにしてもOK。アルミ箔の閉じ目を上にしてフライパンに入れ、水を1㎝深さに注ぎ入れてふたをします。中火で3分、裏返して3分焼き、火を消して10分蒸します。

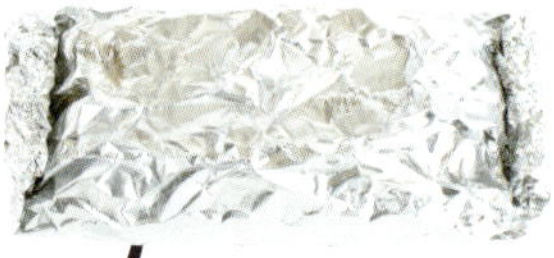

アルミ箔に包んだまま保存

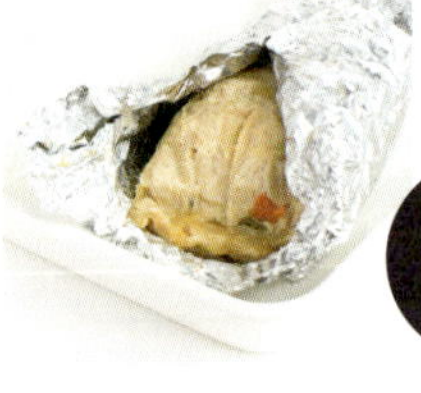

冷蔵で3日※

※野菜を芯に入れなければ冷凍保存可能。1.5㎝厚さに切って保存する。

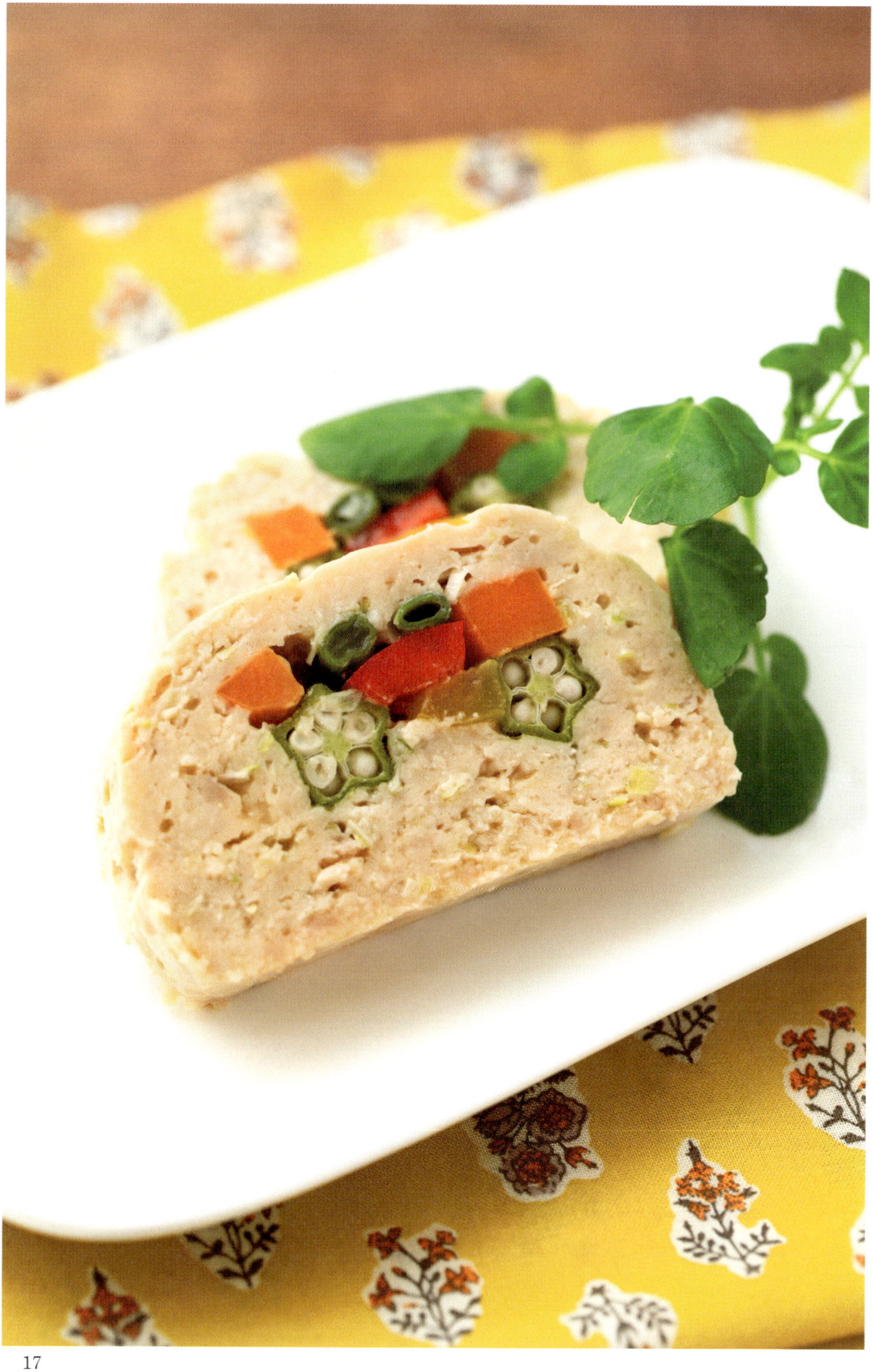

鶏肉のミートソース

ノンオイルで作る、さっぱりとした味わいのヘルシーなミートソースです。

材料／作りやすい分量

鶏ひき肉……300g
玉ねぎ……110g
にんじん……½本（80g）
セロリ……6 cm（20g）

a
- ホールトマト缶……2カップ（400g）
- 赤ワイン・水……各½カップ
- チキンブイヨン……1個
- イタリアンパセリ（みじん切り）……5本
- ロリエ……1枚
- オレガノ（ホール、乾燥）……小さじ1

⅙量 133kcal　脂質 6.2g　食塩相当量 0.5g

作り方

❶玉ねぎ、にんじん、セロリはそれぞれみじん切りにする。
❷厚手のなべに鶏肉と①を入れ、中火でゆっくりといためる。鶏肉がほろほろになったらさらに焼き色がつくまでいためる。
❸ a を加え混ぜ、とろりとなるまで 30 分ほど煮る。
・味をみて、酸味が強ければ砂糖をひとつまみ加え混ぜる。

■盛りつけ／1人分

スパゲティ乾 80g は袋の表示に従ってゆで､湯をきって皿に盛る。ミートソースの⅙量をかけ、イタリアンパセリ適量を飾る。

1人分 436kcal　脂質 7.7g　食塩相当量 0.5g

冷蔵で
1週間※

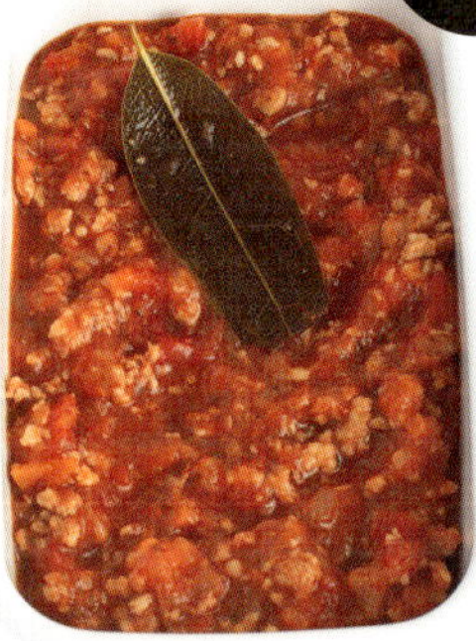

Point!

中火で加熱し、鶏肉の脂分や野菜の甘味を引き出します。弱めの火加減で加熱することが、ノンオイル料理のコツです。

※冷凍する場合は密閉できる保存袋に入れて３週間

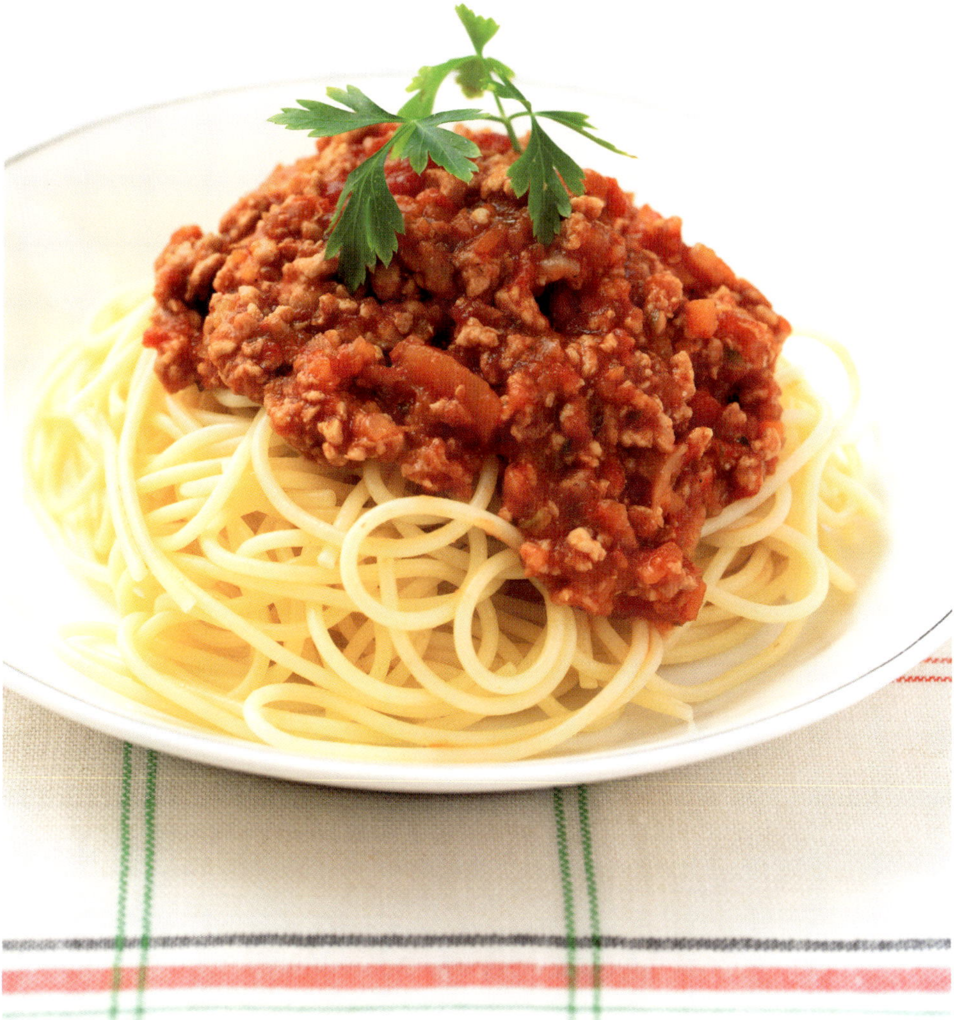

鶏肉の焼き南蛮漬け

揚げない「南蛮漬け風」。漬け汁はひと煮立ちさせるととうがらしの辛味が出てきます。

材料／作りやすい分量（5人分）

- 鶏胸肉（皮なし）…… 2枚（400g）
- 甘酒 …… 大さじ3
- 塩 …… 小さじ⅓

ねぎ …… 1本（100g）
ピーマン …… 2個（50g）
パプリカ（赤・黄）…… 各½個

a
- しょうゆ・水 …… 各大さじ5
- 酒 …… 大さじ3
- 酢 …… 大さじ2
- 砂糖・みりん …… 各大さじ1
- 赤とうがらし（輪切り）…… 1本
- にんにく（みじん切り） …… 1かけ

1人分 134kcal　脂質 1.7g　食塩相当量 1.1g

作り方

❶なべにaを合わせ入れ、中火にかけてひと煮立ちさせる。
❷鶏肉は一口大に切り、甘酒と塩を混ぜ合わせてからめ、30分ほどおく。ねぎは3cm長さに切り、ピーマンとパプリカは種を除いて一口大に切る。
❸鶏肉は汁けをきり、ねぎ、ピーマン、パプリカといっしょにフライパンに入れ、中火で両面を焼いて火を通す。
❹鶏肉と野菜が熱いうちに①にからめ、半日ほどおく。

■盛りつけ／1人分

鶏肉、野菜をそれぞれ⅕量ずつ器に盛る。

Point!

野菜もとれるうれしい主菜。鶏肉も野菜も揚げずに焼きます。鶏肉は甘酒をからめるとふんわりとやわらかくなります。

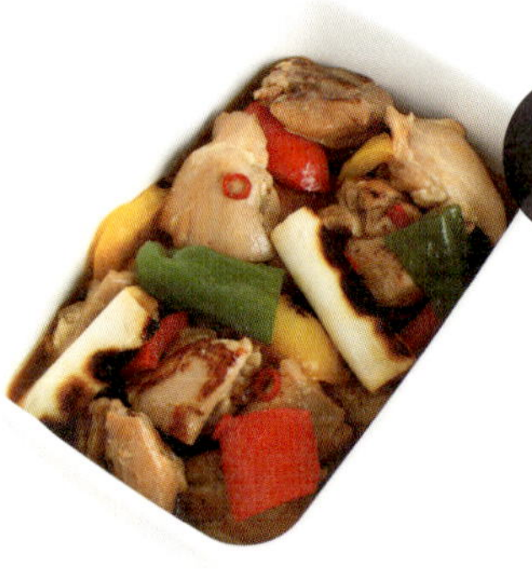

冷蔵で5日

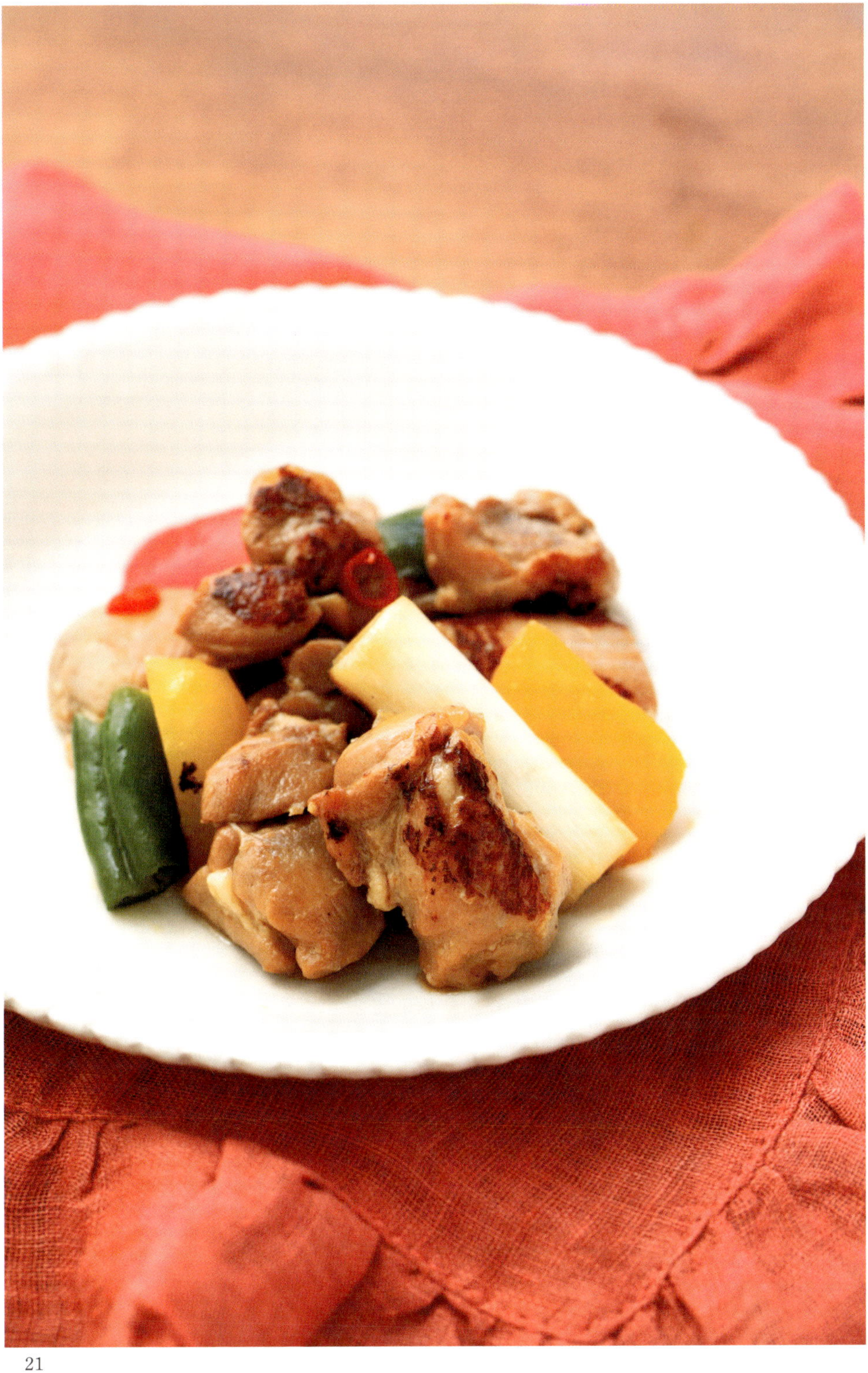

シシャモの焼き南蛮漬けカレー風味

作りたても、シシャモや野菜に味がしみる2日目以降もおすすめ。

材料／作りやすい分量（5人分）

シシャモ……15本（225g）
ししとうがらし……10本
ねぎ……1本（100g）
にんじん……½本（80g）
赤とうがらし……1本

a
- しょうゆ……¼カップ
- 砂糖・酢……各大さじ3
- ごま油……大さじ1
- カレー粉……小さじ1
- だし……½カップ

1人分 113kcal　脂質 4.7g　食塩相当量 1.3g

作り方

❶ねぎは4㎝長さに切り、白髪ねぎにする。にんじんは4㎝長さのせん切りにする。赤とうがらしは種を除いて輪切りにする。
❷バットなど平らな保存容器にaを合わせ入れ、①を加え混ぜる。
❸シシャモは魚焼きグリルに並べ入れる。あいた所に、ししとうがらしをつまようじで2～3か所穴をあけて並べ入れ、こんがりと焼き色がつくまで焼く。
❹シシャモとししとうがらしが熱いうちに②に入れる。

■**盛りつけ／1人分**

シシャモ3本を器に盛り、野菜⅕量を添える。

Point!

漬け汁にだしを加えなければ、味は濃くなりますがさらに日もちします。

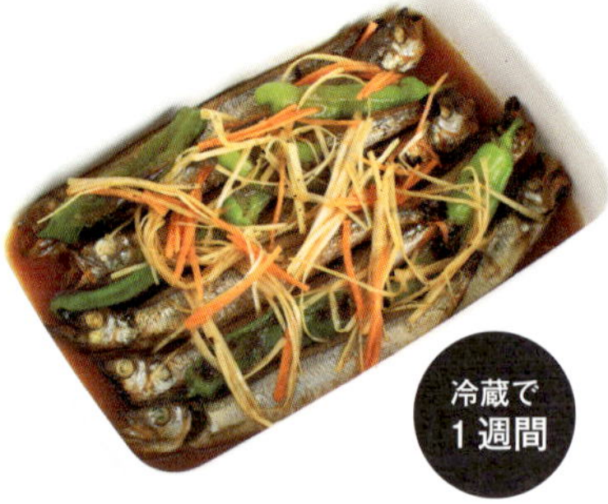

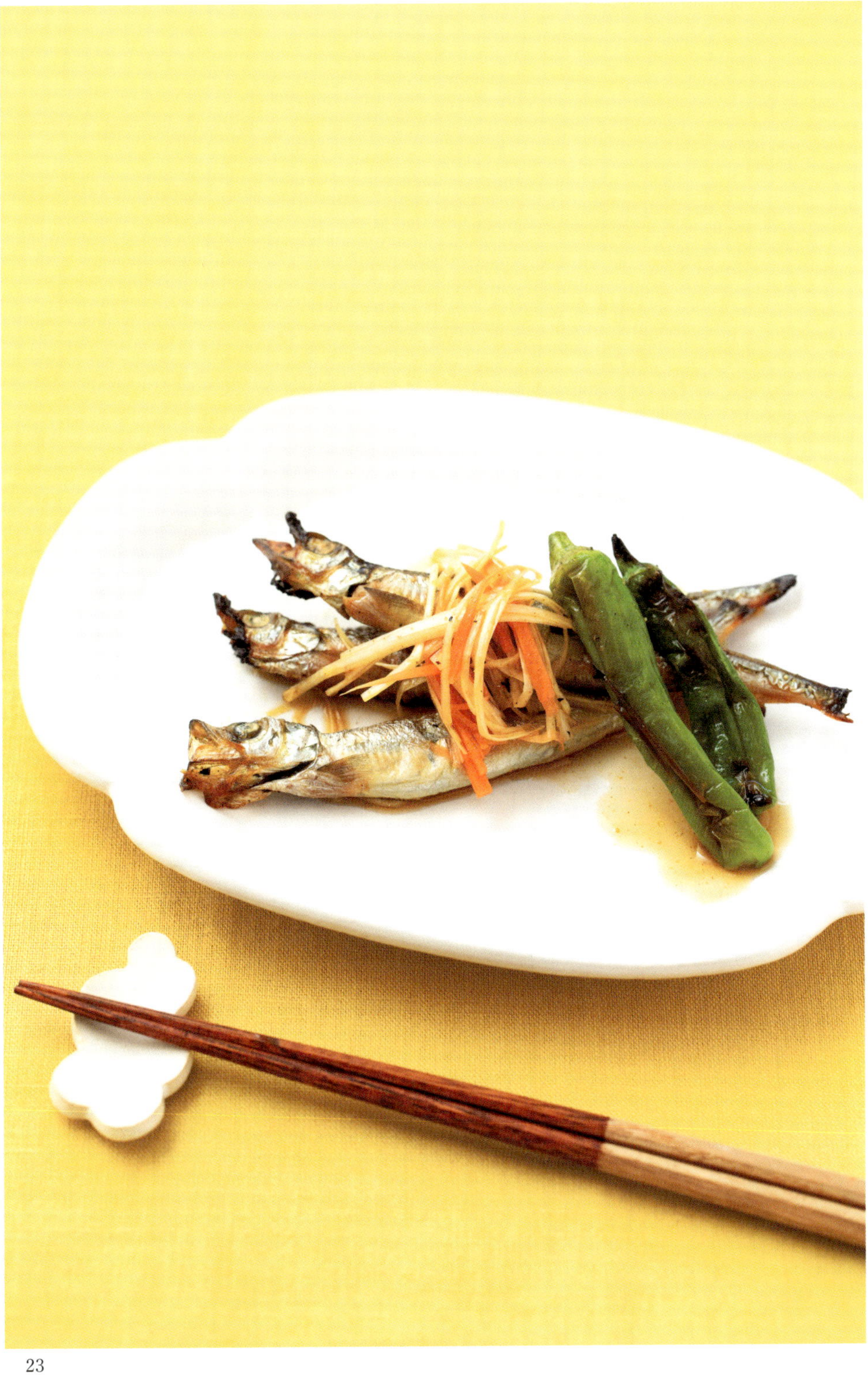

下味をつけて保存

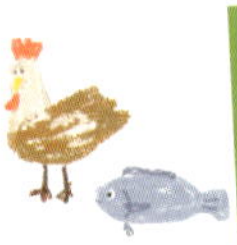

タンドリー

サワラはカレー粉を多めに。無脂肪のヨーグルトで脂質をおさえます。

タンドリーチキン

材料／作りやすい分量（５人分）

鶏もも肉（皮なし）…… 2枚（400g）
塩 …… 小さじ$\frac{2}{3}$
こしょう …… 少量
a
- プレーンヨーグルト（無脂肪のもの）…… 大さじ5
- トマトケチャップ … 大さじ3
- カレー粉 …… 大さじ1
- レモンの搾り汁 …… 小さじ1
- しょうが・にんにく（各すりおろし）…… 各1かけ

1人分 118kcal　脂質 4.1g　食塩相当量 1.0g

作り方

❶鶏肉はフォークで穴を数か所あけ、塩とこしょうをすり込む。食べやすい大きさのそぎ切りにする。
❷密閉できる保存袋に a を入れて混ぜ合わせ、鶏肉を入れてからめ、半日以上おく。
❸ a をぬぐい落とし、180℃のオーブンで約20分焼く。

■盛りつけ／１人分

皿にフリルレタス1枚を敷き、横に5㎜幅に切ったトマト40gとタンドリーチキン80gを盛り、レモンのくし形切り1個を置く。

サワラのタンドリー

材料／作りやすい分量（４人分）

サワラ …… 4切れ（320g）
塩 …… 少量
a
- プレーンヨーグルト（無脂肪のもの）…… 大さじ5
- トマトケチャップ … 大さじ3
- カレー粉 …… 大さじ2
- レモンの搾り汁 …… 小さじ1
- しょうが・にんにく（各すりおろし）…… 各1かけ

1人分 165kcal　脂質 8.0g　食塩相当量 0.8g

作り方

❶サワラは塩をふってしばらくおき、汁けをふきとる。
❷密閉できる保存袋に a を入れて混ぜ合わせ、サワラを入れてからめ、半日以上おく。
❸ a をぬぐい落とし、魚焼きグリルで焦げないように中火で焼く。

■盛りつけ／１人分

サワラ1切れを皿に盛り、レモンの半月切り1枚をのせる。好みの洋風ピクルス（作り方80ページ）を添える。

漬け床

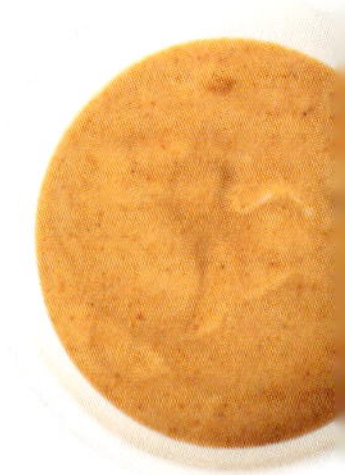

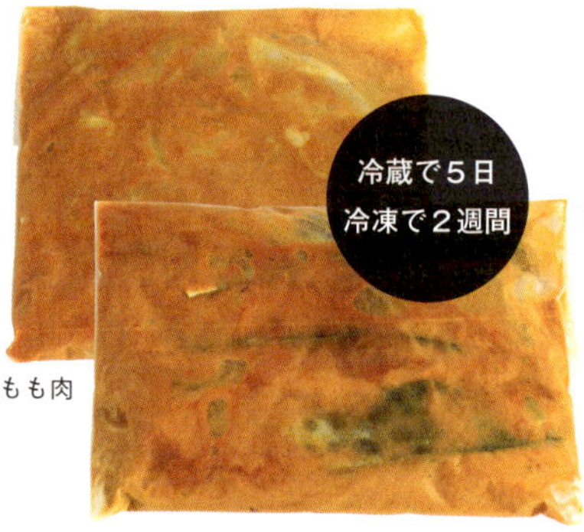

鶏もも肉

サワラ

Point!

鶏肉もサワラも、オーブンシートを敷いたフライパンで焼いてもＯＫ。弱火～中火でゆっくりと焼きます。

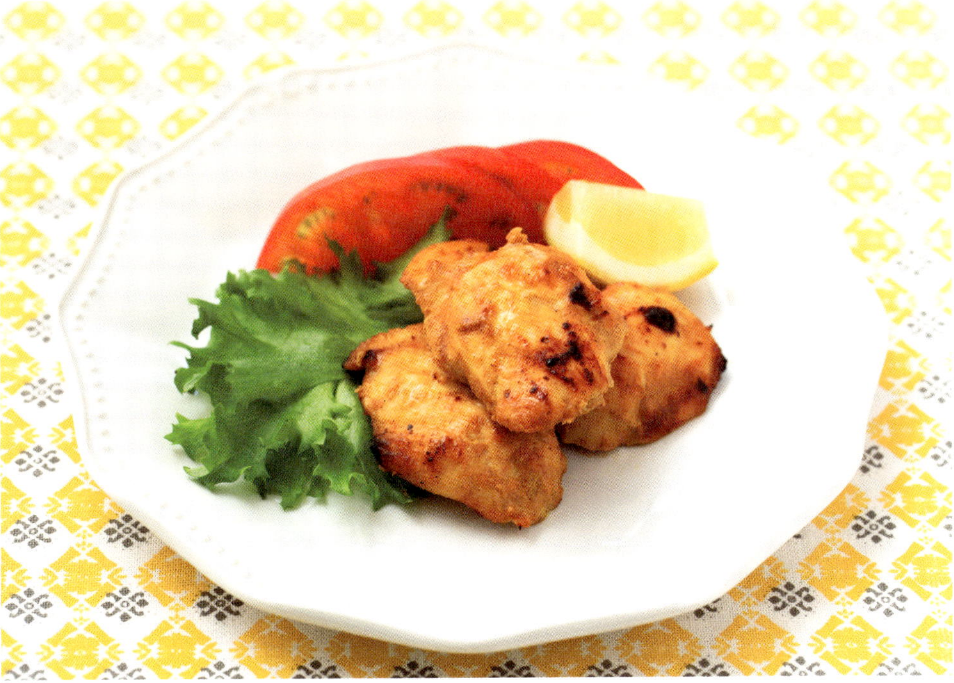

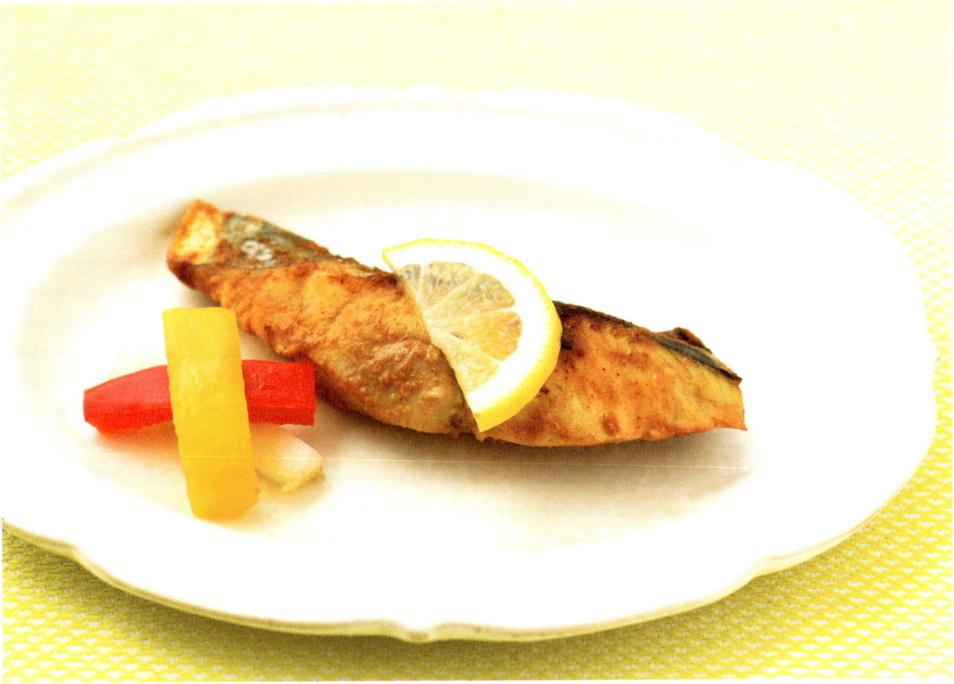

みそ漬け

みそ床は、牛肉、サケ、メカジキ、生ダラにも合います。

鶏肉のみそ漬け焼き

材料／作りやすい分量（５人分）

鶏胸肉（皮なし）……… ２枚（400g）

a
- みそ ……………………………50g
- 砂糖 ……………………………30g
- 酒 ………………………… 大さじ１

1人分120kcal　脂質1.9g　食塩相当量0.8g

作り方

❶鶏肉は食べやすい大きさのそぎ切りにする。

❷密閉できる保存袋に a を入れて混ぜ合わせ、鶏肉を入れてからめ、半日以上おく。

❸みそ床をぬぐい落とし、魚焼きグリルで弱火で焼く（またはオーブンシートを敷いたフライパンに並べ入れ、弱めの中火で焼く）。

■盛りつけ／１人分

鶏肉 80g を器に盛り、貝割れ菜 20g を添える。

Point!

鶏肉はそのままですが、ブリは塩をふって汁けをふいてから漬けます。ブリのにおいをとるのと、味をしみ込みやすくするためです。

ブリのみそ漬け焼き

材料／作りやすい分量（４人分）

ブリ …………………… ４切れ（320g）

塩 ………………………………… 少量

a
- みそ ……………………………50g
- 砂糖 ……………………………30g
- 酒 ………………………… 大さじ１
- しょうが（薄切り）……… １枚

1人分240kcal　脂質14.5g　食塩相当量1.4g

作り方

❶ブリは塩をふってしばらくおき、汁けをふきとる。

❷密閉できる保存袋に a を入れて混ぜ合わせ、ブリを入れてからめ、半日以上おく。

❸みそ床をキッチンペーパーでふきとる。フライパンにオーブンシートを敷いてブリを並べ入れ、弱火で両面を３～４分ずつ焼く。

■盛りつけ／１人分

器にブリ１切れを盛り、好みの和風ピクルス（作り方 82 ページ）適量を添える。

みそ床

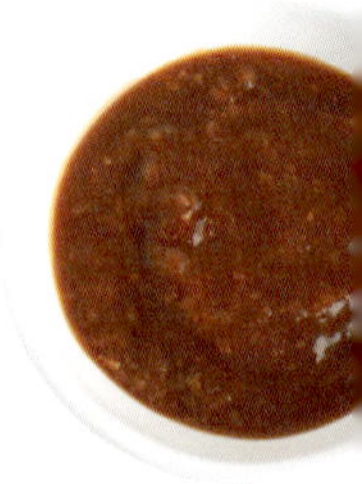

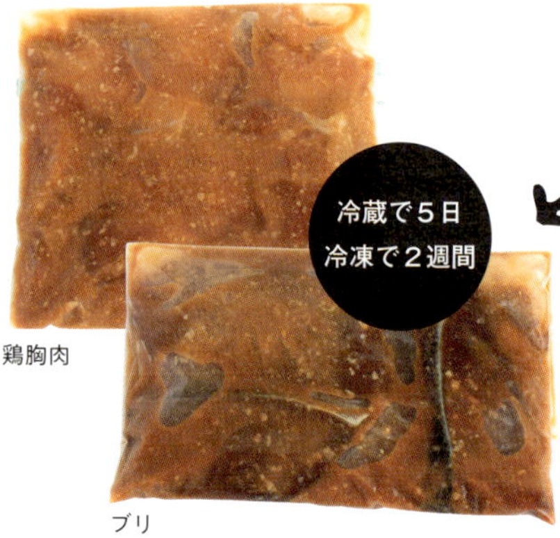

鶏胸肉

ブリ

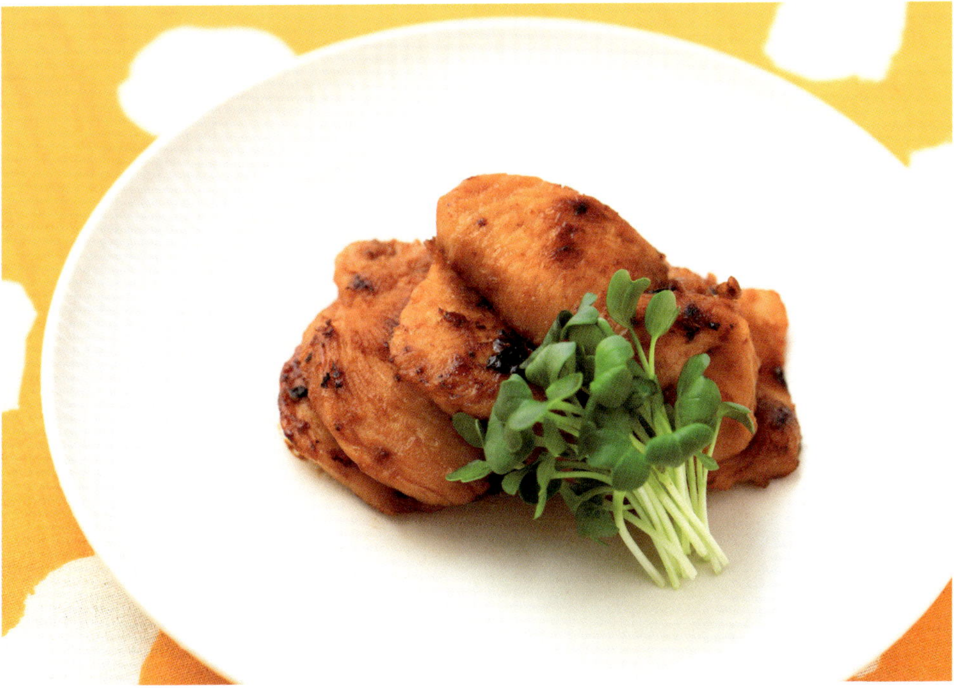

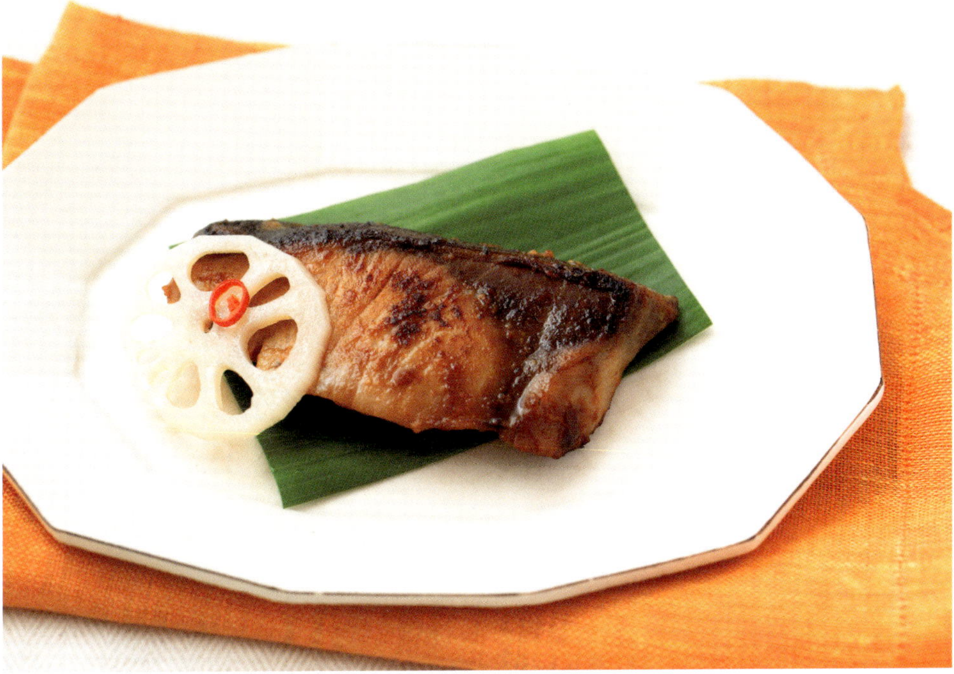

コチュジャン漬け

ピリ辛でうま味のある韓国の「醤《じゃん》」は、甘味を足して肉や魚の漬け床に。

鶏肉のコチュジャン焼き

材料／作りやすい分量（５人分）

鶏胸肉(皮なし) 2 枚 …………(400g)

a ｛ コチュジャン ………… 大さじ 2
しょうゆ・酒・砂糖 ………………………… 各大さじ 1 ｝

1人分 127kcal　脂質 1.7g　食塩相当量 1.2g

作り方

❶鶏肉は食べやすい大きさのそぎ切りにする。

❷密閉できる保存袋に a を入れて混ぜ合わせ、鶏肉を入れてからめる。約 2 時間おけば味がしみ込むが、一晩おくとさらに美味。

❸漬け床をぬぐい落とす。フライパンにオーブンシートを敷き、鶏肉を入れて中火で焼き色がつくまで焼く。

■盛りつけ／１人分

鶏肉 80g は器に盛る。もやし 60g はさっとゆでて湯をきり、酢・甘酒各小さじ½を加えて混ぜ合わせ、鶏肉に添える。

Point!

鶏肉は冷凍保存もできますが、サンマは身がやわらかくなりすぎるので冷凍には不向きです。

サンマのコチュジャン焼き

材料／作りやすい分量（４人分）

サンマ …………………… 小 4 尾(320g)

塩 ………………………………………… 少量

酒 ……………………………… 大さじ 1

a ｛ コチュジャン ………… 大さじ 2
しょうゆ・酒 ……… 各大さじ 1
砂糖 ……………………… 大さじ½
にんにく・しょうが（各すりおろし）………………… 各少量 ｝

1人分 258kcal　脂質19.0g　食塩相当量1.3g

作り方

❶サンマは頭と内臓を除き、長さを半分に切る。塩と酒をふってしばらくおき、汁けをふきとる。

❷密閉できる保存袋に a を入れて混ぜ合わせ、サンマを入れてからめ、半日以上おく。

❸漬け床をぬぐい落とし、魚焼きグリルで弱火で焼く。

■盛りつけ／１人分

器にサンチュ 1 枚を敷き、サンマ 1 尾分を盛ってブロッコリースプラウト 20g を添える。

漬け床

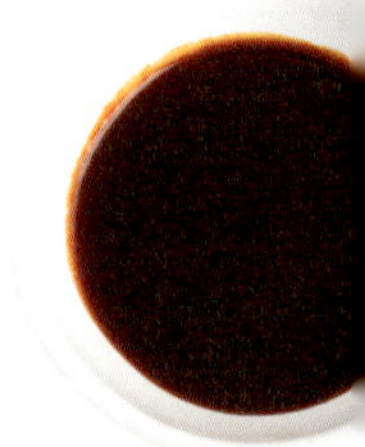

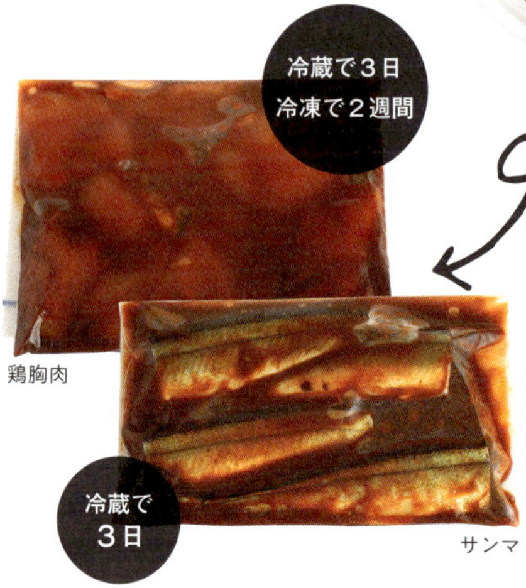

鶏胸肉

サンマ

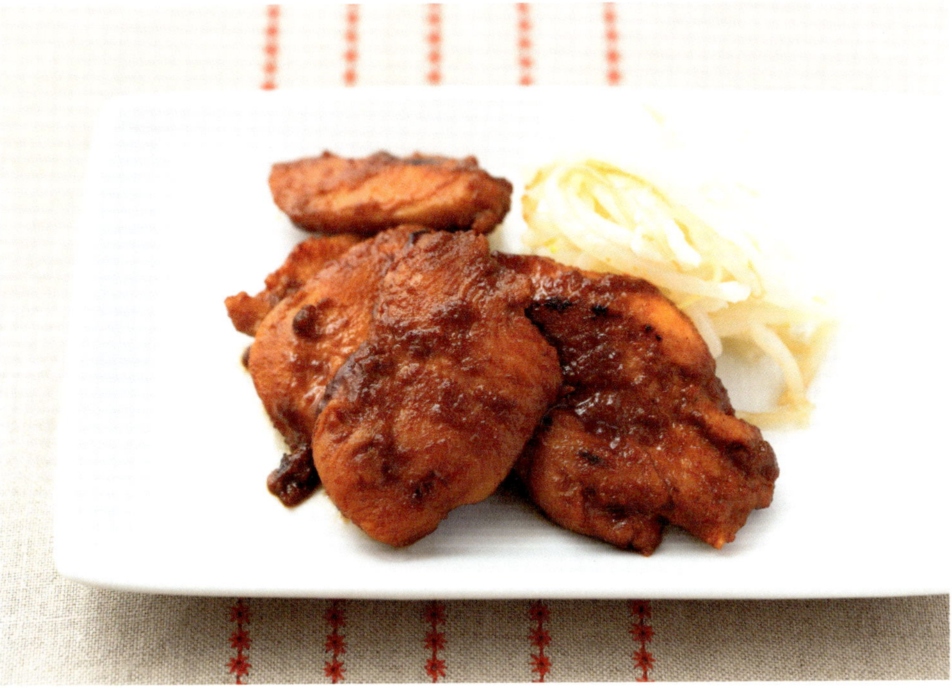

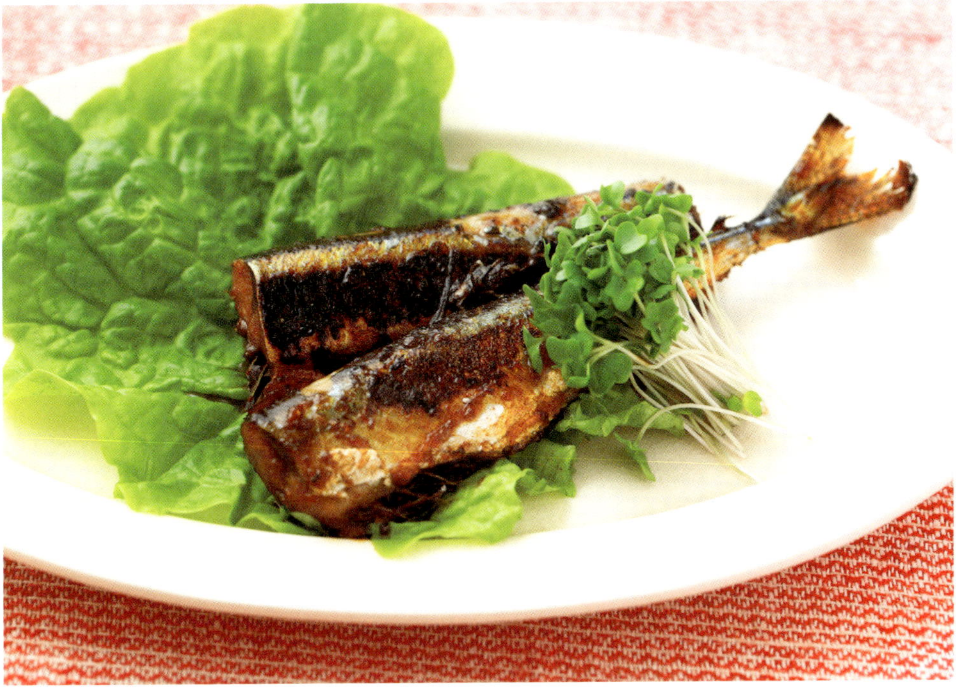

塩麹漬け

塩麹に香味野菜やハーブを加えて漬け床の味の変化を楽しみます。

塩麹ハーブチキン

材料／作りやすい分量（5人分）

鶏胸肉（皮なし）……… 2枚（400g）

a
- 塩麹 ……………………… 大さじ4
- にんにく（すりおろす）少量
- オレガノ（ホール、乾燥）………………………… 小さじ1

1人分 117kcal　脂質 1.5g　食塩相当量 1.4g

作り方

❶鶏肉は食べやすい大きさのそぎ切りにする。

❷密閉できる保存袋にａを入れて混ぜ合わせ、鶏肉を入れてからめ、20分以上おく。

❸フライパンにオーブンシートを敷き、鶏肉を並べ入れて中火で焼く。

■盛りつけ／1人分

器に鶏肉80gを盛り、ライム（輪切り）1枚をのせる。小房に分けたブロッコリー2個をやわらかくゆでて湯をきり、添える。

Point!

発酵食品である塩麹の働きで、鶏肉やブリがやわらかく、しっとりと焼き上がります。

ブリの塩麹焼き

材料／作りやすい分量（4人分）

ブリ …………………… 4切れ（320g）

塩 ……………………………………… 少量

a
- 塩麹 ……………………… 大さじ4
- しょうゆ・みりん ……………………… 各大さじ1
- ゆずこしょう ……………… 少量

1人分 222kcal　脂質 14.1g　食塩相当量 1.5g

作り方

❶ブリは塩をふってしばらくおき、汁けをふきとる。

❷密閉できる保存袋にａを入れて混ぜ合わせ、ブリを入れてからめ、2時間以上おく。

❸漬け床をぬぐい落とし、魚焼きグリルで弱火で焼く（またはオーブンシートを敷いたフライパンに並べ入れ、弱火で焼く）。

■盛りつけ／1人分

皿にブリ1切れを盛り、青じそ1枚とおろし大根10gを添える。

漬け床※

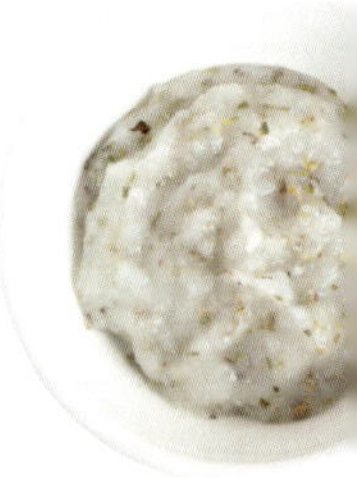

※写真は鶏胸肉の漬け床

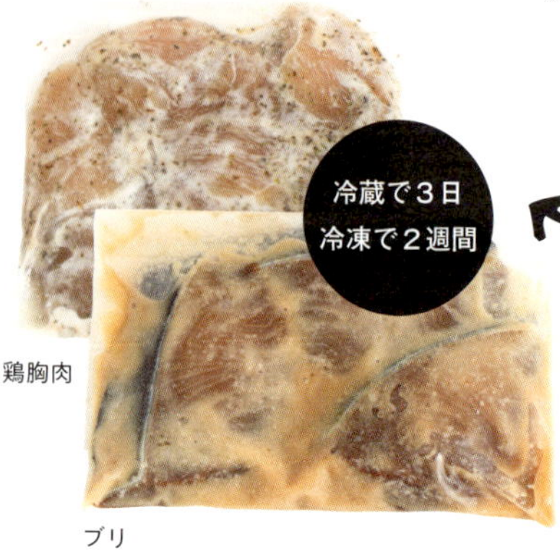

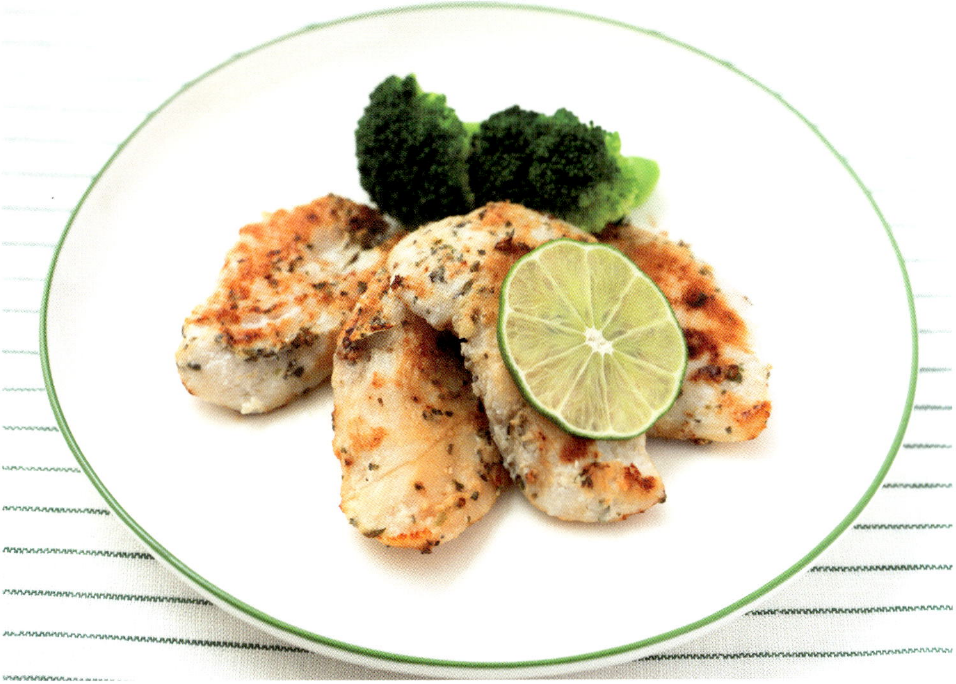

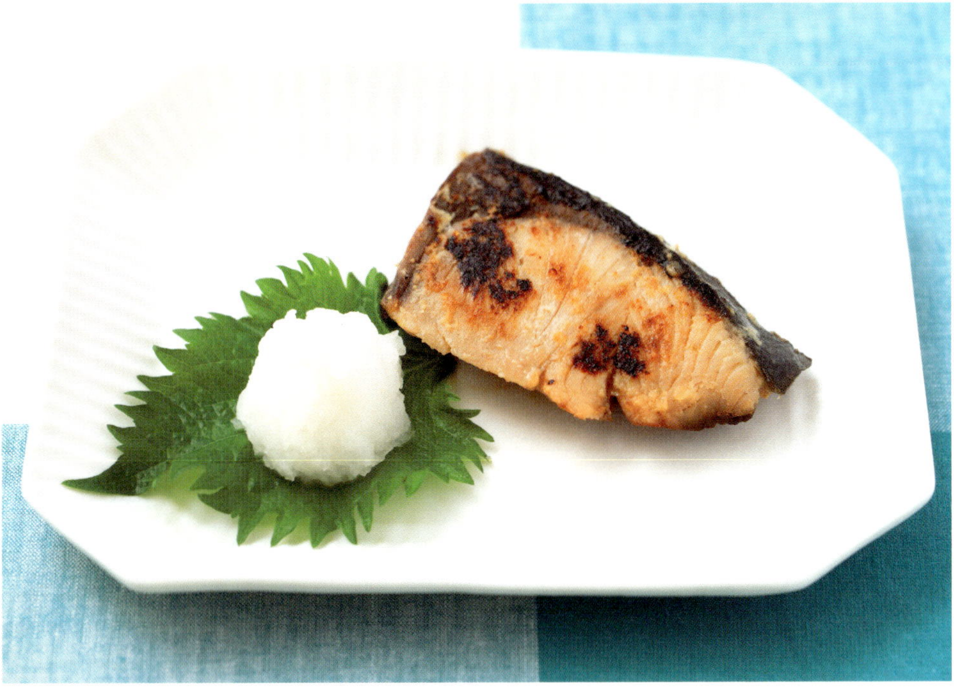

粕漬け

ほのかにお酒の風味が漂う粕漬け。日ごとにまろやかさが増します。

鶏肉の粕漬け焼き

材料／作りやすい分量（５人分）

鶏胸肉（皮なし）……… ２枚（400g）
塩 ……………………………………… 少量
a
- 酒粕 ……………………………100g
- みそ ……………………………10g
- 砂糖 …………………… 大さじ１
- 酒 ………………………… 小さじ２
- 塩 ……………… ミニスプーン１

1人分 128kcal　脂質 1.8g　食塩相当量 0.7g

Point!

粕漬けは日がたつにつれて味がなじみ、肉魚の身も引きしまります。保存期間が比較的長いのも利点。

作り方

❶鶏肉は塩をふり、しばらくおいて汁けをふきとる。
❷密閉できる保存袋にａを入れて混ぜ合わせ、鶏肉を入れてからめ、１～２日おく。
❸粕床をぬぐい落とし、オーブンシートを敷いたフライパンに入れて中火で焼く。

■盛りつけ／１人分

鶏肉1/5量を一口大に切って皿に盛り、パセリ適量を添える。

サケの粕漬け焼き

材料／作りやすい分量（４人分）

サケ …………………… ４切れ（320g）
塩 ……………………………………… 少量
a
- 酒粕 ……………………………100g
- みそ ……………………………10g
- 砂糖 …………………… 大さじ１
- 酒 ………………………… 小さじ２
- 塩 ……………… ミニスプーン１

1人分233kcal　脂質13.2g　食塩相当量 0.8g

作り方

❶サケは塩をふってしばらくおき、汁けをふきとる。
❷密閉できる保存袋にａを入れて混ぜ合わせ、サケを入れてからめ、１日以上おく。
❸粕床をぬぐい落とし、魚焼きグリルで弱火で焼く（またはオーブンシートを敷いたフライパンに並べ入れ、弱火で焼く）。

■盛りつけ／１人分

器に南天の葉などを飾りに敷き、サケ１切れを盛る。

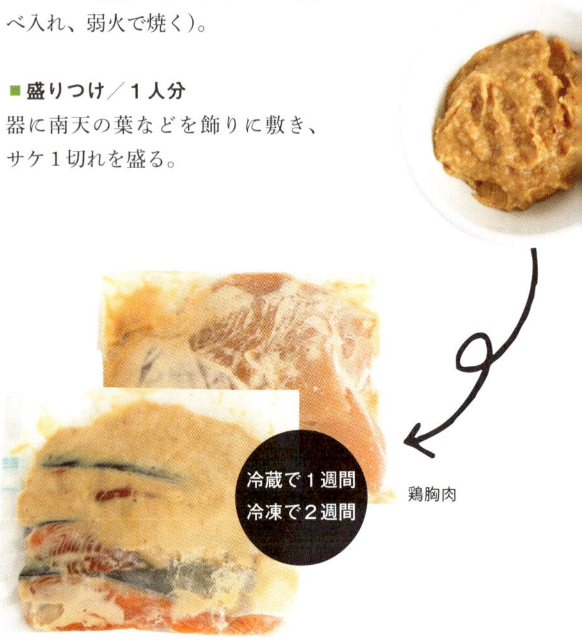

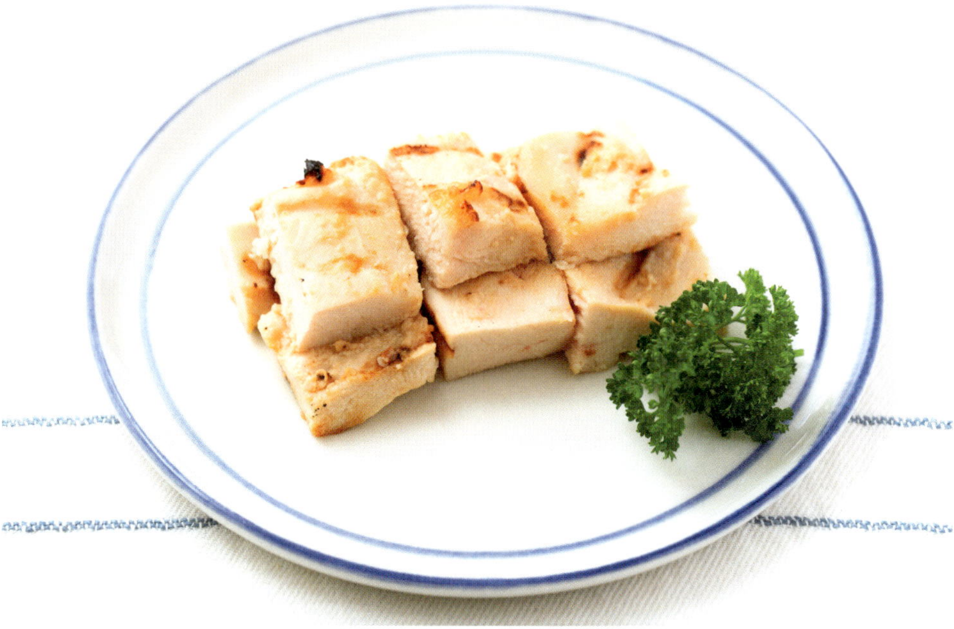

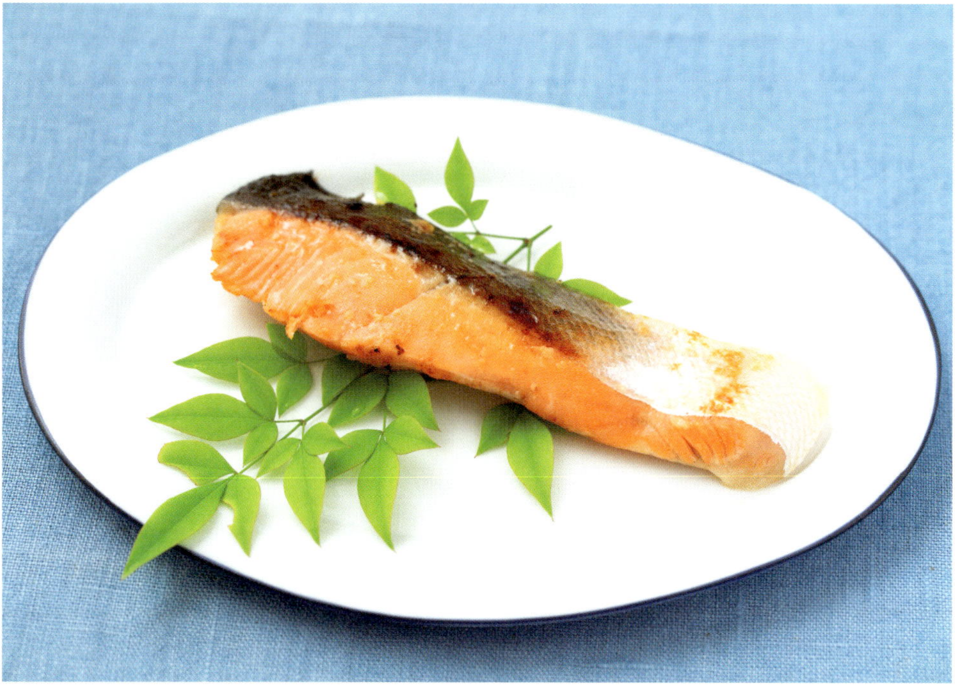

幽庵漬け

シンプルな調味料にゆずの豊かな香りを添えます。

鶏肉の幽庵焼き

材料／作りやすい分量（５人分）

鶏胸肉（皮なし）……… ２枚（400g）

a ｛しょうゆ……………… 大さじ２
みりん・酒・ゆずの搾り汁
……………………… 各大さじ１

１人分98kcal　脂質1.5g　食塩相当量0.4g

作り方

❶鶏肉はフォークで穴を数か所あけ、食べやすい大きさに切る。

❷密閉できる保存袋にaを入れて混ぜ合わせ、鶏肉を入れてからめ、30分以上おく。

❸オーブンシートを敷いたフライパンに並べ入れ、ふたをして弱めの中火で両面を４分ずつ焼く。火が通ったら漬け汁を加えて煮つめ、鶏肉にからめる。

■盛りつけ／１人分

鶏肉80gは皿に盛り、好みの和風ピクルス（作り方82ページ）適量を添える。

Point!

体調がよければ牛肉で作る幽庵焼きもおすすめ。ゆずの搾り汁は市販のびん詰めを利用してもOK。

サワラの幽庵焼き

材料／作りやすい分量（４人分）

サワラ………………… ４切れ（320g）

塩…………………………………… 少量

a ｛しょうゆ……………… 大さじ２
みりん・酒・ゆずの搾り汁
……………………… 各大さじ１

１人分148kcal　脂質7.8g　食塩相当量0.9g

作り方

❶サワラは塩をふってしばらくおき、汁けをふきとる。

❷密閉できる保存袋にaを入れて混ぜ合わせ、サワラを入れてからめ、30分以上おく（１日以上おくと中まで味がしみて美味）。

❸オーブンシートを敷いたフライパンに並べ入れ、弱火で焼く（または魚焼きグリルで弱火で焼く）。

■盛りつけ／１人分

器にサワラ１切れを盛り、もみじおろし10gを添える。オクラ１本をさっとゆでて水にとり、水けをきって縦半分に切り、添える。

漬け汁

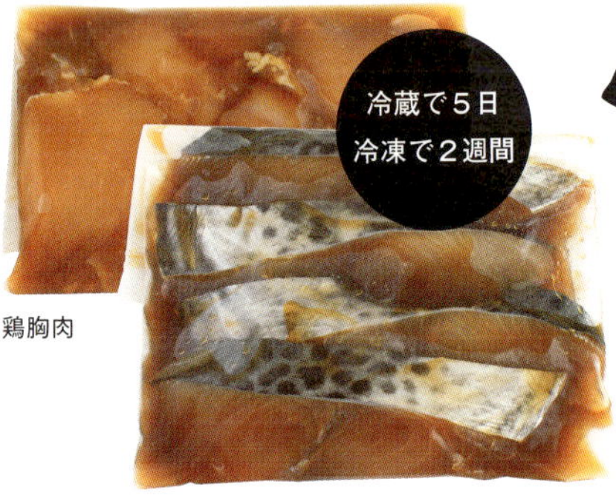

鶏胸肉

サワラ

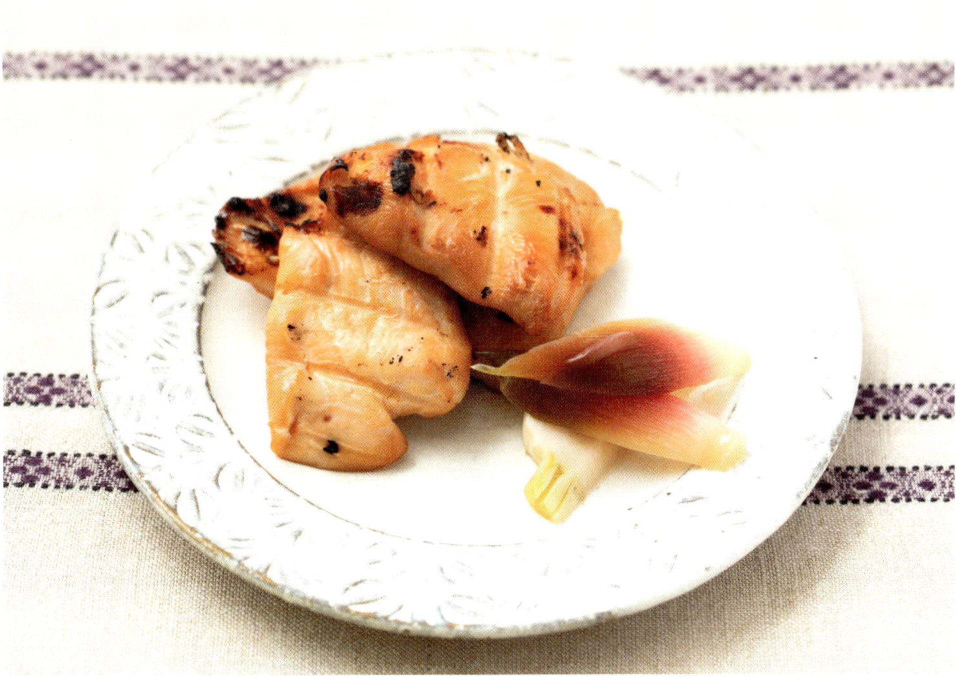

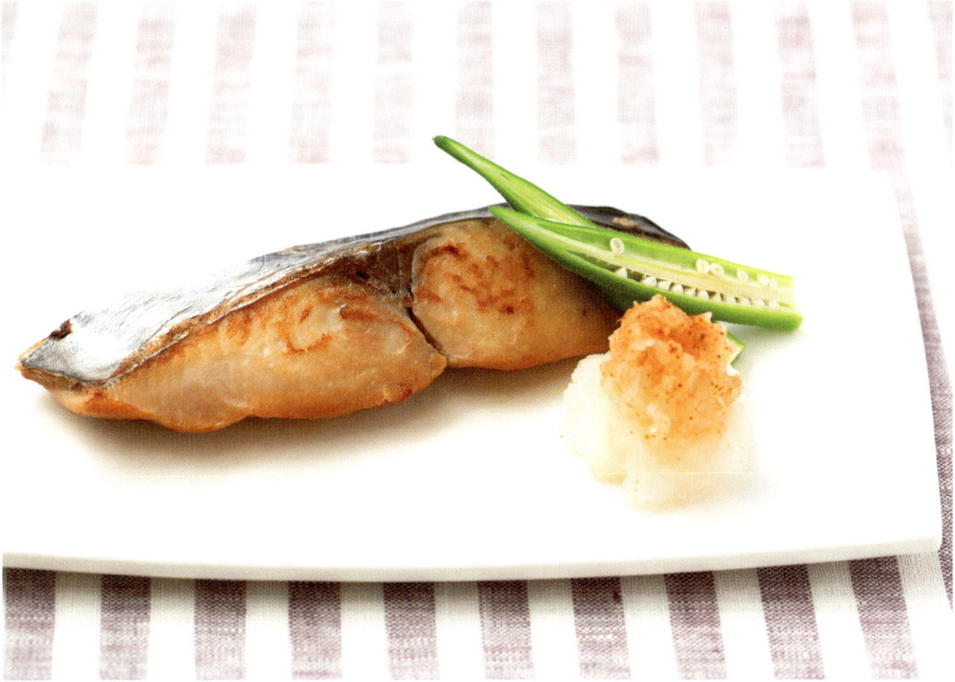

ヘルシー＆時短

本書で使用した便利グッズ

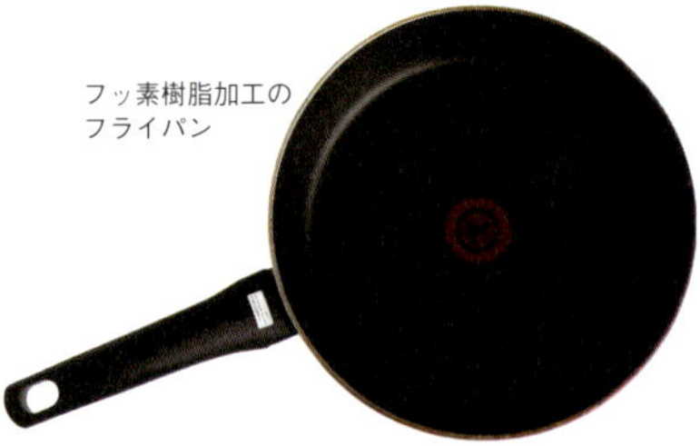
フッ素樹脂加工の
フライパン

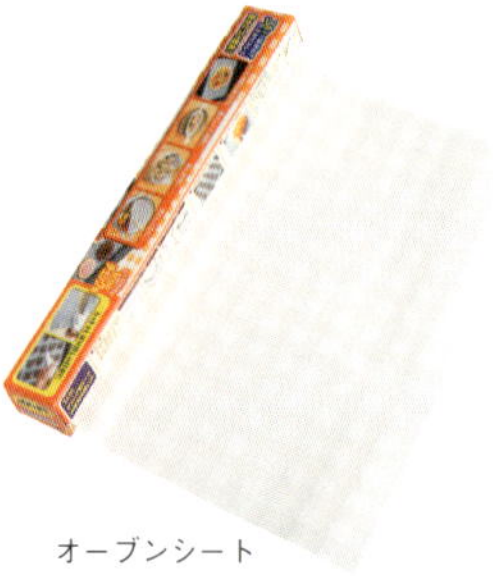
オーブンシート

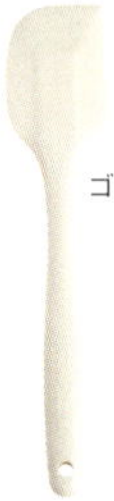
ゴムべら

ノンオイル料理の必須アイテム

フッ素樹脂加工のフライパンは、ノンオイル料理に必要な調理器具の代表格です。

油をつかわない分、どうしても材料はフライパンにくっつきがちに。そんなときはゴムべらが便利です。これがあればきれいにはがすことができます。柄とへらの部分が一体になっているものは洗いやすく、衛生的でおすすめします。

下味をつけた肉や魚は焦げつきやすいので、オーブンシートをフッ素樹脂加工のフライパンに敷くとよいでしょう。きれいに焼き上がるだけでなく、フライパンを傷つけずにすむのも利点です。

電子レンジ加熱の味方

厚手のキッチンペーパーは、フライパンの余分な油をふきとったり、落としぶたとして使ったり。少量の野菜を加熱するときは、厚手のキッチンペーパーをぬらして包み、電子レンジへ（100ページ）。短時間で蒸したように火が通ります。

厚手の
キッチンペーパー

保存も解凍もこれ1つで

下味をつけた食品やでき上がった料理を冷蔵や冷凍で保存するのに便利な密閉できる保存袋。電子レンジで解凍もＯＫです。

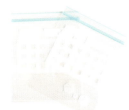

密閉できる保存袋

商品提供（リード）／ライオン株式会社

第2章

「おかずのもと」の作りおき

おかずのもと——そぼろと団子は、そのまま食べるのもよし、さまざまな料理にアレンジするのもよしです。

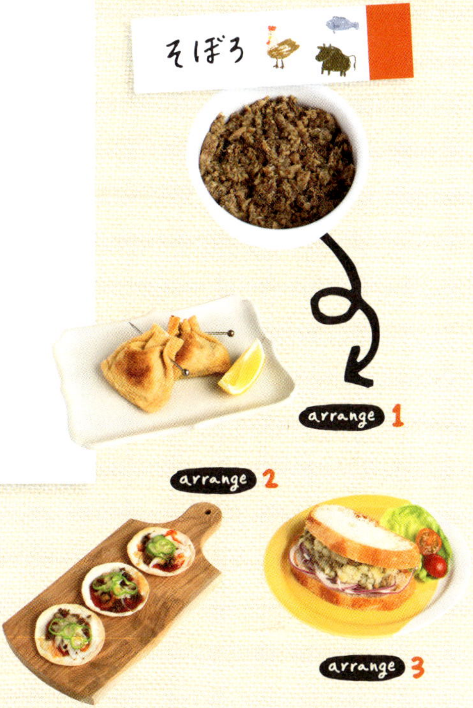

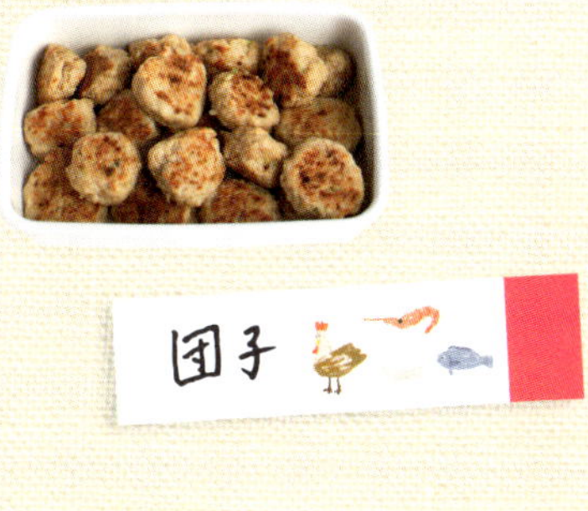

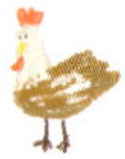

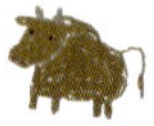

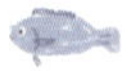

鶏ひき肉そぼろ

しょうがが香る和風味。ごはんのお供のほか、調味料がわりにも使えます。

材料／作りやすい分量

鶏胸ひき肉……………………………250g
しょうゆ・砂糖・酒…各大さじ3
しょうがの絞り汁
……………………しょうが30g分

大さじ1で14kcal　脂質0.4g　食塩相当量0.2g

作り方

❶なべに全材料を入れ、かき混ぜて鶏肉をほぐし、中火にかける。
❷菜箸《さいばし》でぐるぐるとかき混ぜながら加熱し、汁けをとばす。

冷蔵で
5日※

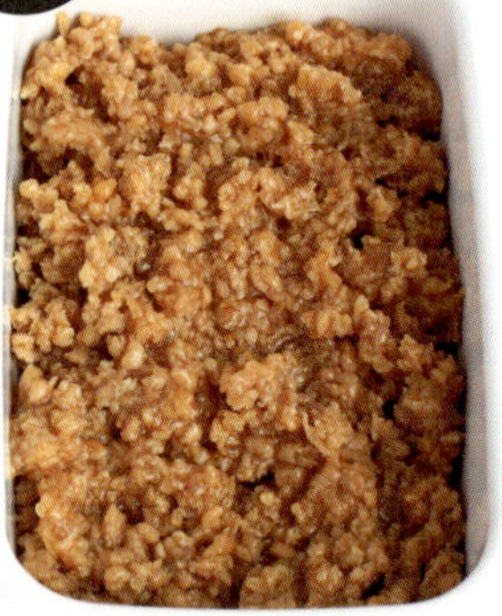

※冷凍する場合は小分けにして1か月

Point!

低脂肪の鶏ひき肉をノンオイルで。火加減が強いとぼそぼそになりがちです。火にかける前に全材料をよく混ぜ合わせること、中火でかき混ぜながらゆっくり加熱することがコツ。

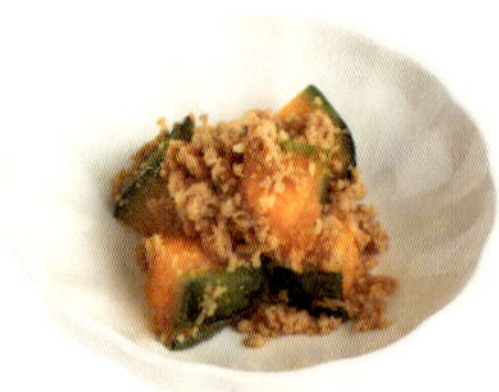

arrange 1
レンチンかぼちゃのそぼろかけ
（作り方39ページ）

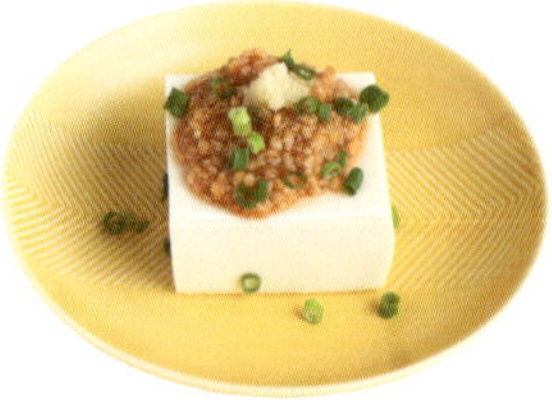

arrange 2
豆腐のそぼろあんかけ
（作り方40ページ）

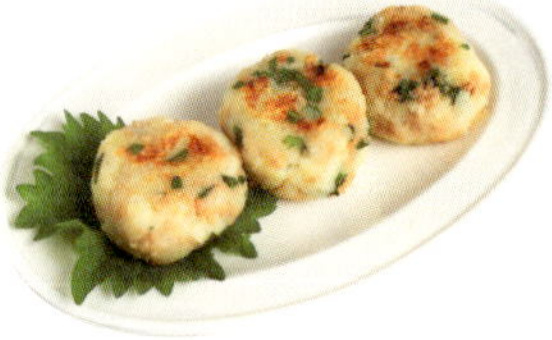

arrange 3
じゃが芋のおやき風
（作り方41ページ）

arrange 1

レンチンかぼちゃのそぼろかけ

かぼちゃは電子レンジで短時間加熱を。ほのかな甘味をそぼろが引き立てます。

材料／2人分

かぼちゃ ………………… 皮つき 100g
鶏ひき肉そぼろ …………… 大さじ3

1人分 67kcal　脂質 0.7g　食塩相当量 0.3g

作り方

❶かぼちゃは皮をところどころむいて一口大に切る。
❷水にさっと通してラップに包み、電子レンジ（500W）で約3分、やわらかくなるまで加熱する。
❸耐熱皿に入れてそぼろをからめ、ラップをかけて30秒加熱する。
・かぼちゃの甘味が足りない場合は砂糖としょうゆ各少量で味をととのえる。

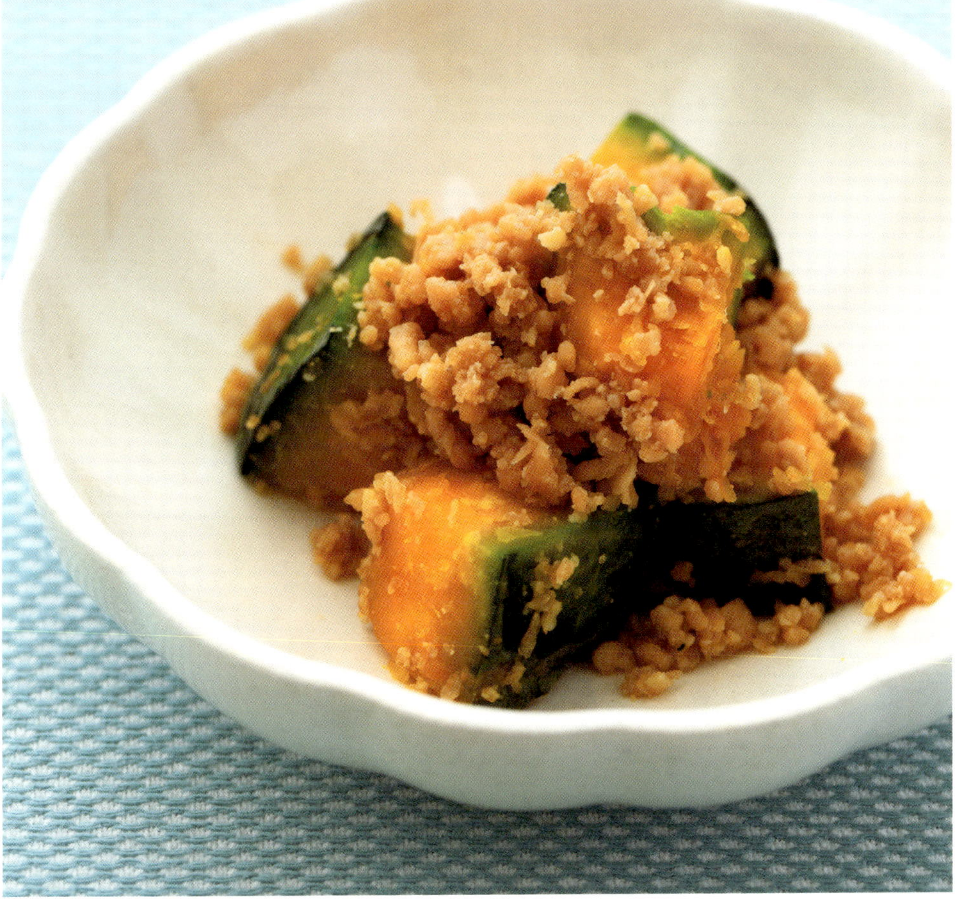

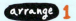

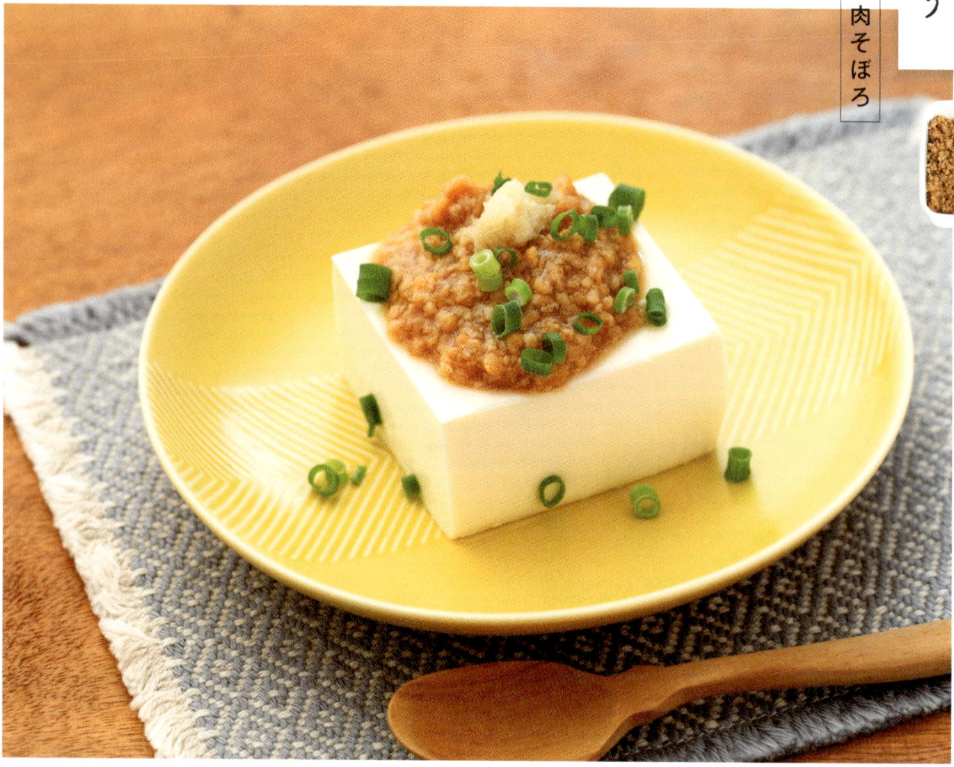

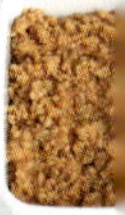

arrange 2

豆腐のそぼろあんかけ

淡泊な味わいの豆腐に、あんでとじたそぼろをかけて食べごたえアップ。

材料／２人分

絹ごし豆腐 ……………… ½丁(150g)
鶏ひき肉そぼろ・水 ‥ 各大さじ２
［かたくり粉・水 ………… 各少量
小ねぎ（みじん切り）………… 少量
しょうが（すりおろす）……… 少量

1人分 62kcal　脂質 2.7g　食塩相当量 0.2g

作り方

❶なべにそぼろと水を入れて火にかけ、水どきかたくり粉を加え混ぜてとろみをつける。
❷豆腐は電子レンジで軽く温め、①をのせて小ねぎを散らし、しょうがを置く。
・そぼろあんを冷ややっこにのせるのもよい。

arrange 3

じゃが芋のおやき風

じゃが芋にそぼろのうま味を加え、香ばしく焼きます。

材料／２人分

じゃが芋 ………………… 2個（270g）

a
- 鶏ひき肉そぼろ …… 大さじ2
- しょうが（みじん切り） ……………………… 1かけ分
- 青じそ（あらみじん切り） ……………………………… 1枚

青じそ（飾り用）………………… 2枚

1人分118kcal 脂質0.5g 食塩相当量0.2g

作り方

❶じゃが芋はラップに包み、電子レンジ（500W）で様子を見ながら8分ほど加熱する。

❷やわらかくなったら皮をむいてつぶし、aを加え混ぜて6等分にし、丸く形を整える。

❸フライパンに並べ入れ、中火で両面に焼き色をつける。

❹皿に飾り用の青じそを敷き、③を3個ずつ盛る。

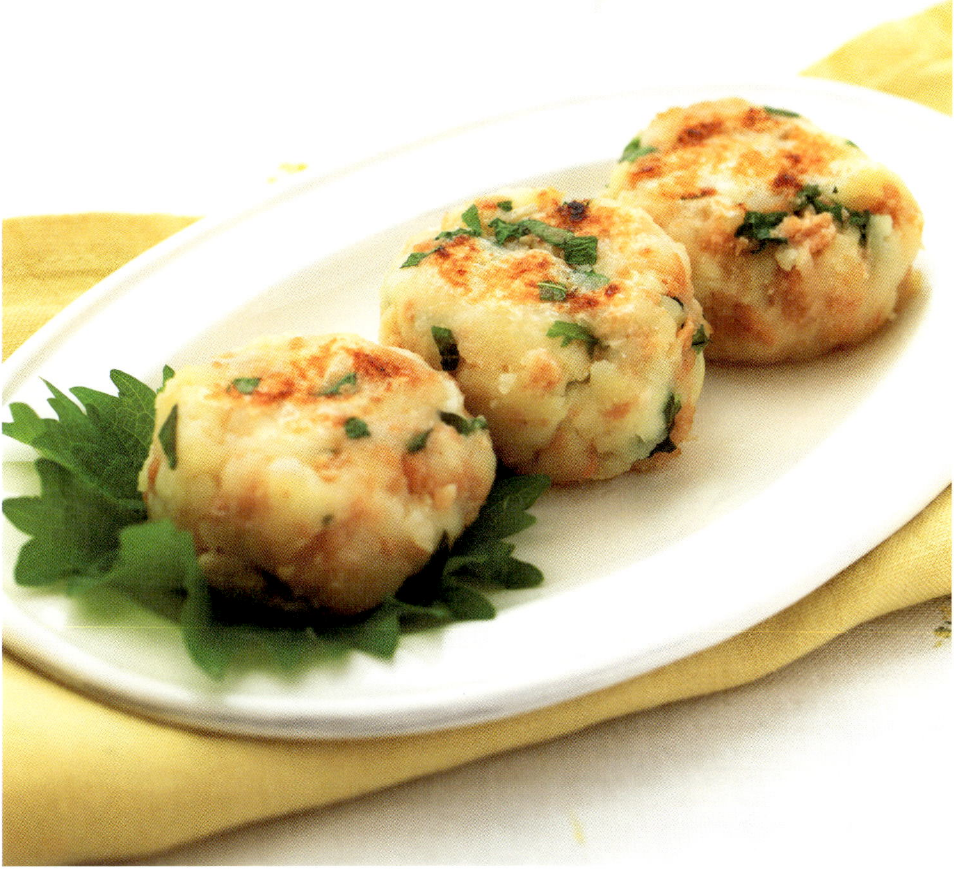

中国風鶏みそそぼろ

ピーマンやにんじんなど香味のある野菜を加えて。みそと豆板醤が味をまとめます。

材料／作りやすい分量

鶏ひき肉……200g
ピーマン……1個（25g）
にんじん……$\frac{1}{3}$本（60g）
にんにく・しょうが（各みじん切り）……各少量
豆板醤《とうばんじゃん》……小さじ1
a ｛ みそ……大さじ3
　　 砂糖……大さじ1
　　 しょうゆ……小さじ2

大さじ1で15kcal　脂質0.7g　食塩相当量0.3g

作り方

❶ピーマンは種を除き、みじん切りにする。にんじんはすりおろす。
❷フライパンに鶏肉とにんにく、しょうが、豆板醤を入れ、中火にかけてほろほろになるまでかき混ぜながら加熱する。
❸①を加えて野菜の水分がとぶまで加熱し、aを加え混ぜる。

Point!

ノンオイルであっさりする分、少し辛味をきかせてメリハリをつけます。辛味が心配なかたは少量ずつ試してみてください。

冷蔵で
5日※

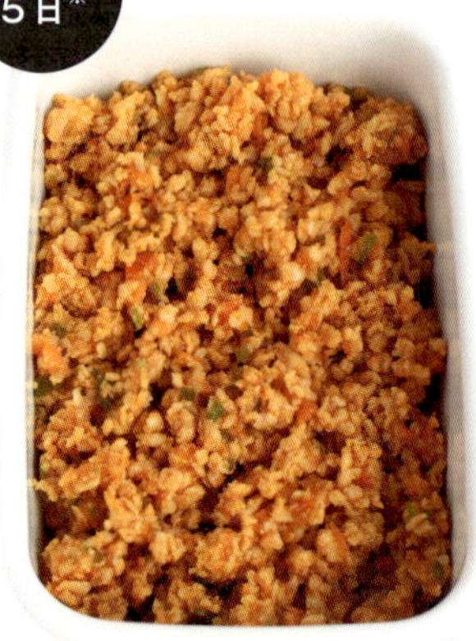

※冷凍する場合は小分けにして1か月

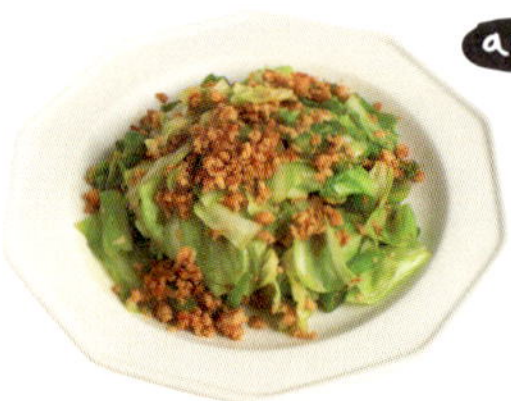

arrange 1
鶏みそキャベツ
（作り方43ページ）

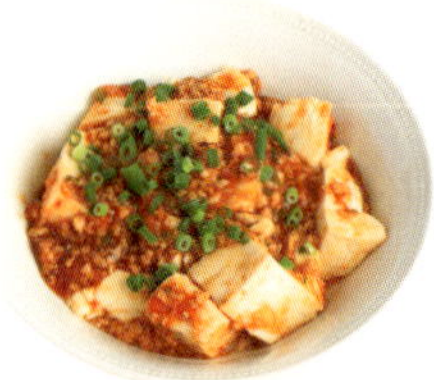

arrange 2
麻婆豆腐
（作り方44ページ）

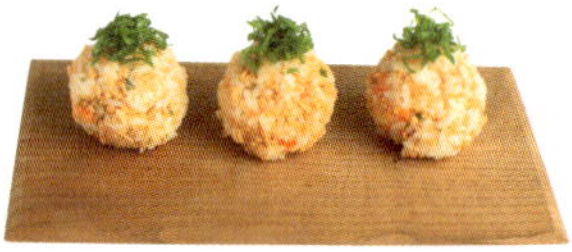

arrange 3
鶏みそおにぎり
（作り方45ページ）

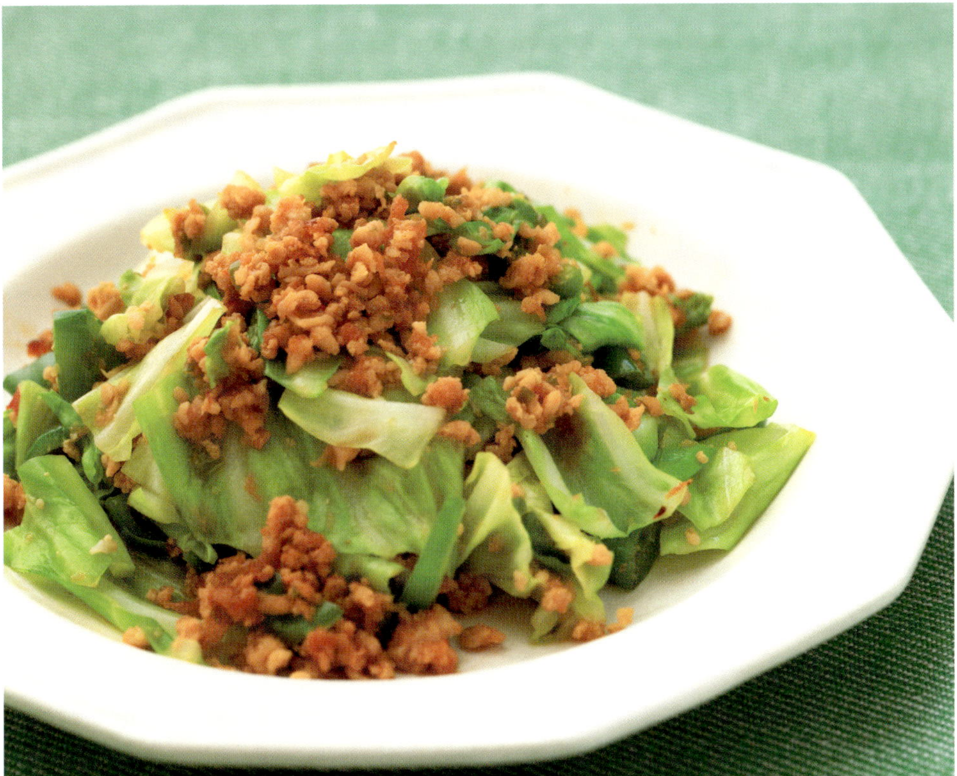

arrange 1

鶏みそキャベツ

野菜の甘味に辛味のあるそぼろが好相性。ピーマンは繊維を切って食べやすく。

材料／２人分

キャベツ …………………… ¼個（180g）
ピーマン …………………… １個（25g）
中国風鶏みそそぼろ …… 大さじ３

1人分 46kcal　脂質 1.4g　食塩相当量 0.4g

作り方

❶キャベツは一口大に切る。ピーマンは種を除き、繊維に直角に細く切る。

❷フライパンにキャベツ、ピーマン、鶏みそを入れ、中火にかけてしんなりとなるまで加熱する。

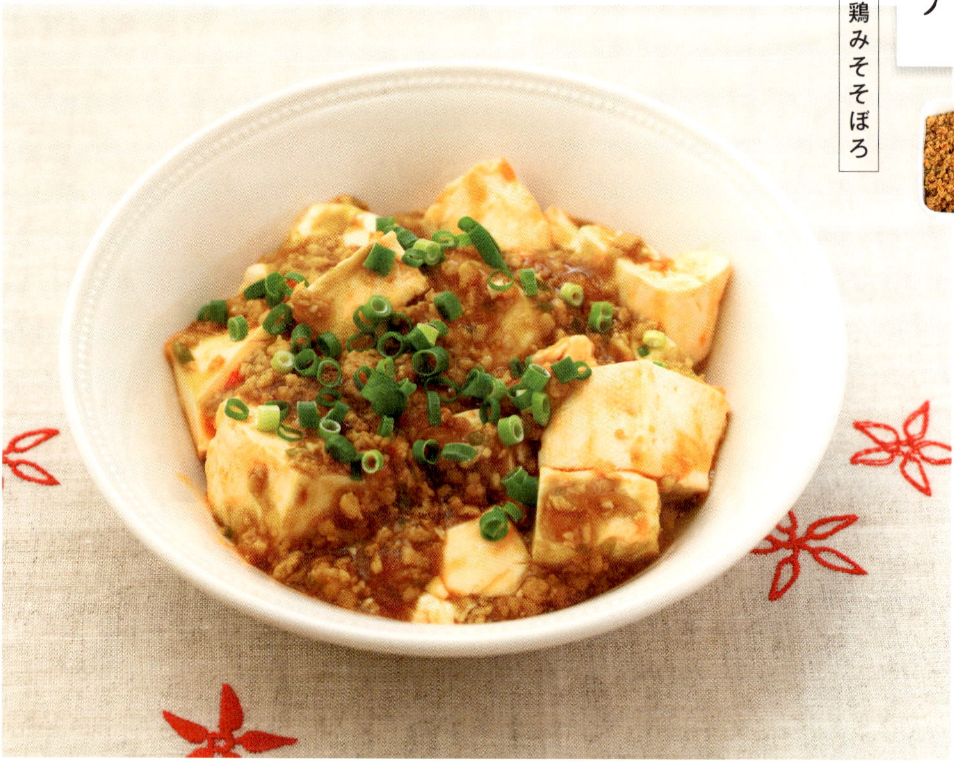

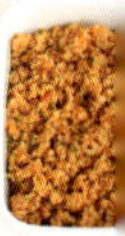

arrange 2 麻婆豆腐

全材料をなべに入れてゆっくりと煮て、そぼろのうま味を豆腐になじませます。

材料／2人分

もめん豆腐……………… 1丁（300g）
｛中国風鶏みそそぼろ … 大さじ5
　水……………………………… $\frac{1}{2}$カップ
｛かたくり粉…………… 小さじ1$\frac{2}{3}$
　水………………………… 大さじ1$\frac{1}{3}$
小ねぎ（小口切り）………………… 5g

1人分154kcal　脂質8.1g　食塩相当量0.9g

作り方

❶豆腐は2㎝角に切る。

❷鶏みそはなべに入れ、分量の水を加えてのばす。豆腐を入れて中火にかけ、ふつふつと煮て味をなじませる。

❸水どきかたくり粉を加えてとろみをつける。器に盛り、小ねぎを散らす。

•味をみて、もの足りなければしょうゆ少量または豆板醤《とうばんじゃん》少量で味をととのえる。

arrange 3

鶏みそおにぎり

鶏みそそぼろとごはんがあれば
すぐにでき上がります。
青じその香味をアクセントに。

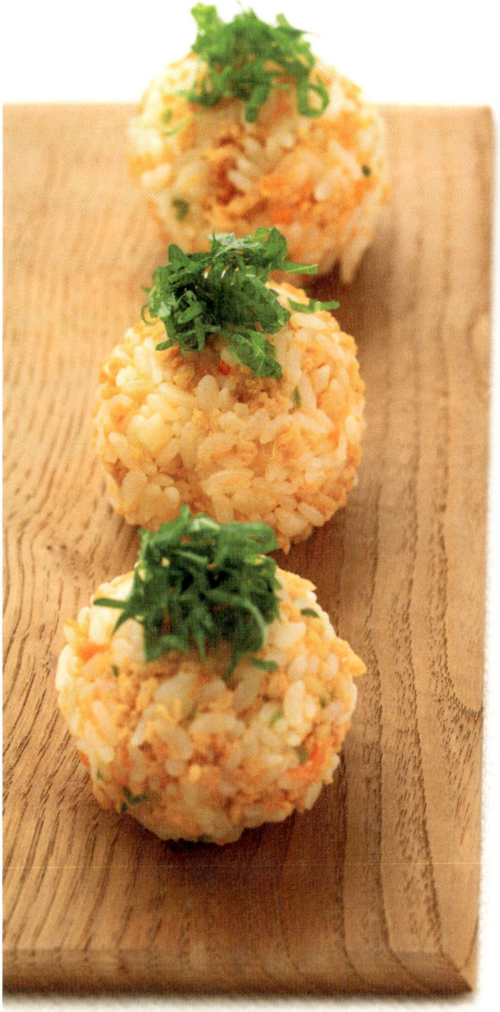

材料／２人分

温かいごはん……………………420g
中国風鶏みそそぼろ…… 大さじ４
青じそ ………………………… ２枚

1人分 383kcal　脂質 2.1g　食塩相当量 0.5g

作り方

❶ごはんに鶏みそを混ぜ合わせ、６等分のおにぎりにする。
❷青じそはせん切りにして水に放し、水けをきっておにぎりに等分にのせる。

サケそぼろ

サケの水煮缶詰めを利用して手軽に。いりつけるように加熱して汁けをとばし、ほろほろにします。

Point!

手軽に魚を食べるのに便利な缶詰め。脂質は控えたいので、油漬けではなく水煮缶詰めを選んでください。

材料／作りやすい分量

サケ水煮缶詰め ………… 1缶（180g）
酒 ………………………………… 大さじ4
砂糖・みりん・しょうゆ
　……………………………… 各大さじ2

大さじ1で17kcal　脂質0.5g　食塩相当量0.2g

作り方

❶サケは缶汁をきる。
❷なべに入れて中火にかけ、菜箸《さいばし》でかき混ぜながら汁けをとばし、細かくなるまでいる。
❸酒を加えてアルコールをとばし、調味料を加えてほろほろになるまで加熱する。
・味をみて、もの足りなければ塩少量で味をととのえる。

冷蔵で5日※

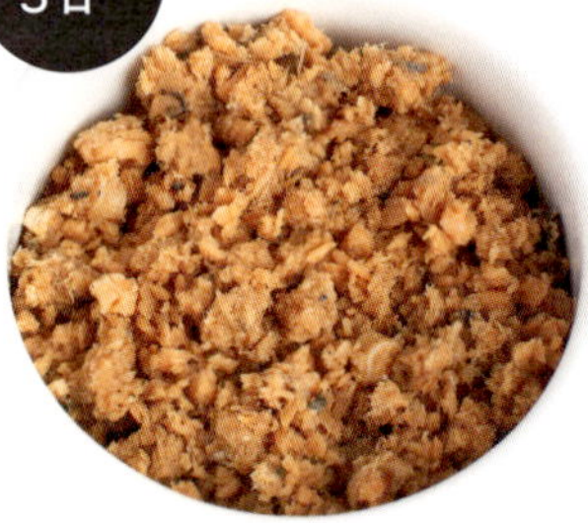

※冷凍する場合は小分けにして1か月

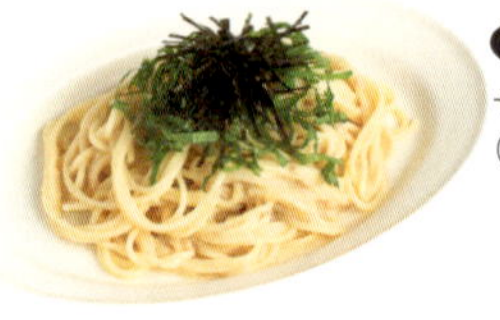

arrange 1
サケの和風パスタ
（作り方47ページ）

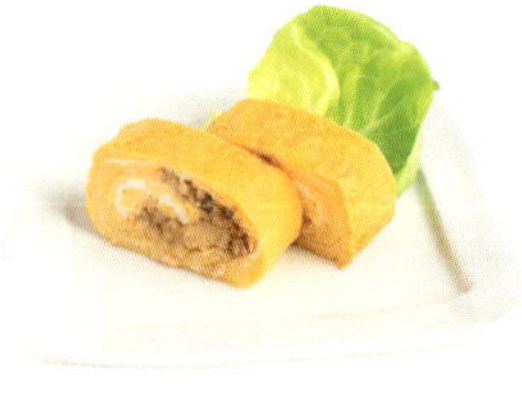

arrange 2
サケそぼろの厚焼き卵
（作り方48ページ）

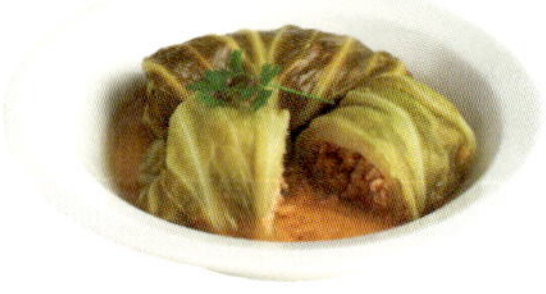

arrange 3
簡単ロールキャベツ
（作り方49ページ）

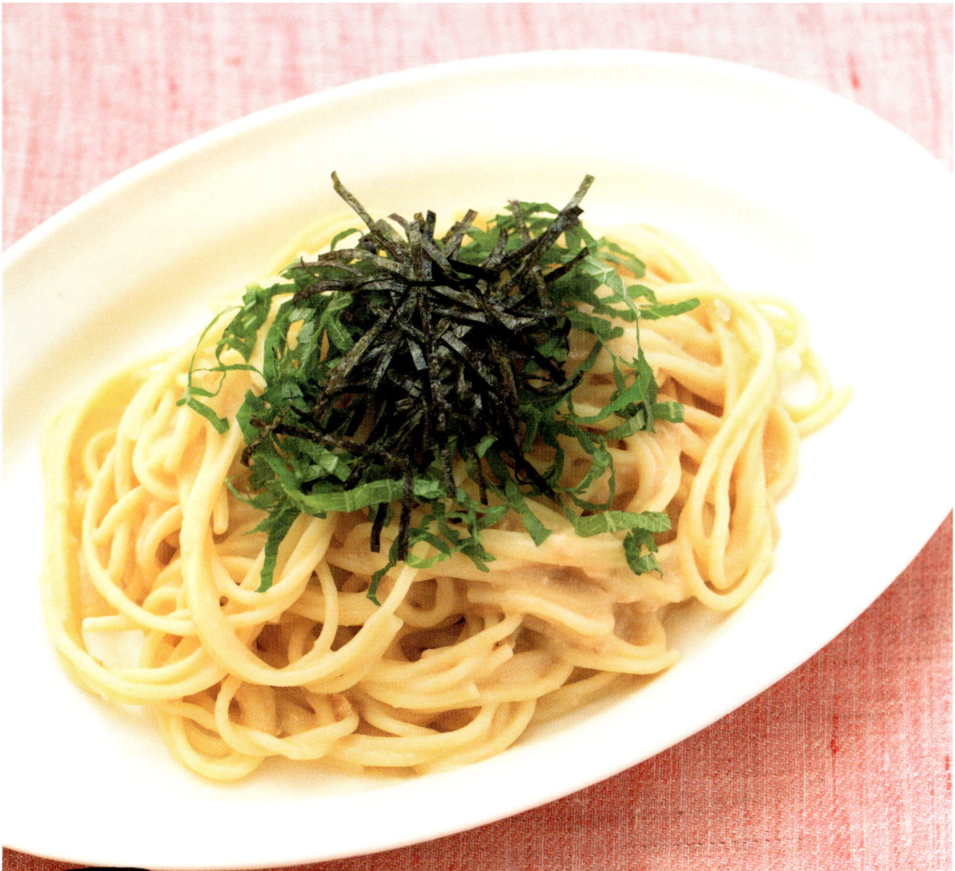

arrange 1

サケの和風パスタ

豆乳と水どきかたくり粉を使い、低脂肪でもクリーミーに仕立てます。

材料／２人分

スパゲティ……乾 160g
サケそぼろ……大さじ６
豆乳（成分無調整）……１カップ
めんつゆ（ストレートタイプ）……大さじ２
｛かたくり粉……大さじ$1\frac{1}{3}$
｛水……大さじ２
レモンの搾り汁……少量
青じそ（せん切り）……６枚
刻みのり……少量

1人分 431kcal　脂質 4.9g　食塩相当量 1.2g

作り方

❶なべにサケそぼろ、豆乳、めんつゆを入れ、中火にかけてひと煮立ちさせる。
❷水どきかたくり粉を加え混ぜ、とろみがついたら火を消し、レモン汁を加えて味を引きしめる。
❸スパゲティは袋の表示に従ってゆで、湯をきる。②に入れてからめる。
❹器に盛り、青じそとのりを飾る。

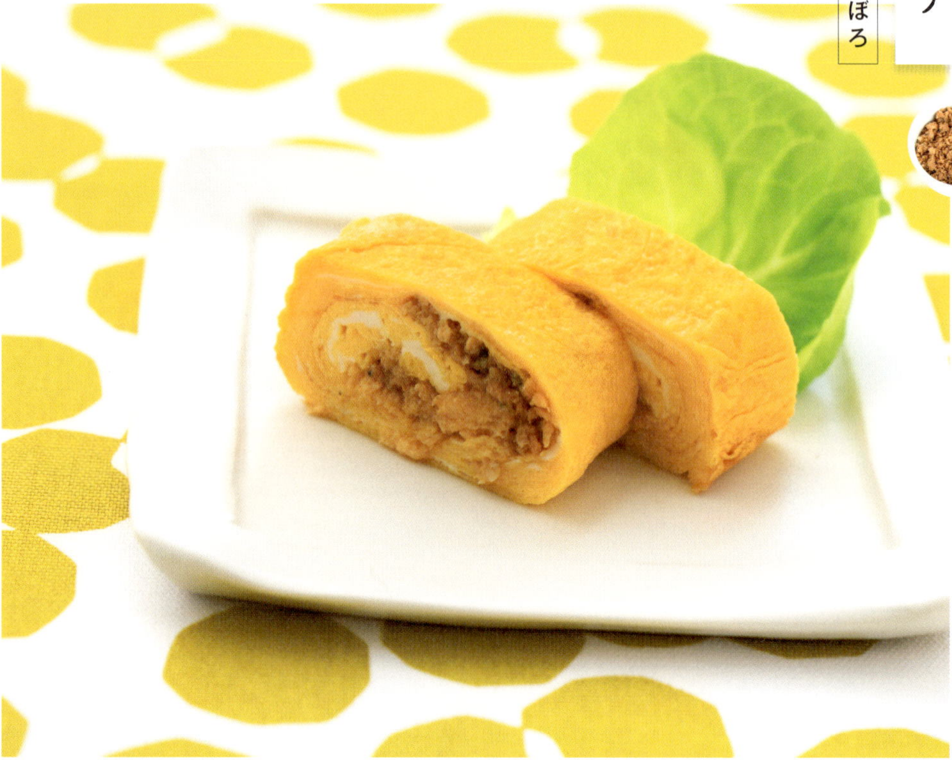

arrange 2 サケそぼろの厚焼き卵

しっかりした味わいのサケそぼろを卵に巻いて。

材料／２人分×２回※

- 卵 ………………………… 3個
- だし・酒 ……………… 各大さじ1
- 塩 ………………………… 少量

サケそぼろ ………………… 大さじ2
サラダ菜 ………………………… 4枚

1人分 75kcal　脂質 4.5g　食塩相当量 0.4g

※18㎝×14㎝のフッ素樹脂製の卵焼き器1つ分

作り方

❶卵にだしと酒、塩を加え、よく混ぜ合わせる（卵液）。

❷卵焼き器を熱し、卵液の1/3量を流し入れる。ぷくぷくと気泡が出てきたらサケそぼろを横長に置き、端からくるくると巻く。卵焼き器の向こう側に寄せ、卵液を半量流し入れて焼き、巻く。さらに残りの卵液を流し入れて焼き、巻く。

❸食べやすく切り分け、サラダ菜を敷いた器に等分に盛る。

arrange 3

簡単ロールキャベツ

やわらかなキャベツの中はサケそぼろ。煮汁にもサケのうま味が出ています。

材料／２人分

キャベツ ………………… 大４枚（320g）
サケそぼろ …………………… 大さじ４
a ｛水 ……………………… ３カップ
固形チキンブイヨン …… ½個
酒・みりん ……… 各大さじ１
しょうゆ ……………… 大さじ½
しょうが（薄切り）…… ２枚｝
イタリアンパセリ ……………… 適量

1人分 108kcal　脂質 1.3g　食塩相当量 1.7g

作り方

❶キャベツは耐熱ボールに入れ、ふんわりとラップをかけて電子レンジ（500 W）で５分加熱し、しんなりとさせる。さめるまでおく。
❷キャベツを広げ、サケそぼろを横長に置く。手前を少し折り曲げ、片端を折ってくるくると巻き、もう一方の端を内側に押し込む。
❸なべにａを入れてキャベツを並べ入れ、中火で５～６分煮る。
❹器に盛り、イタリアンパセリをのせる。

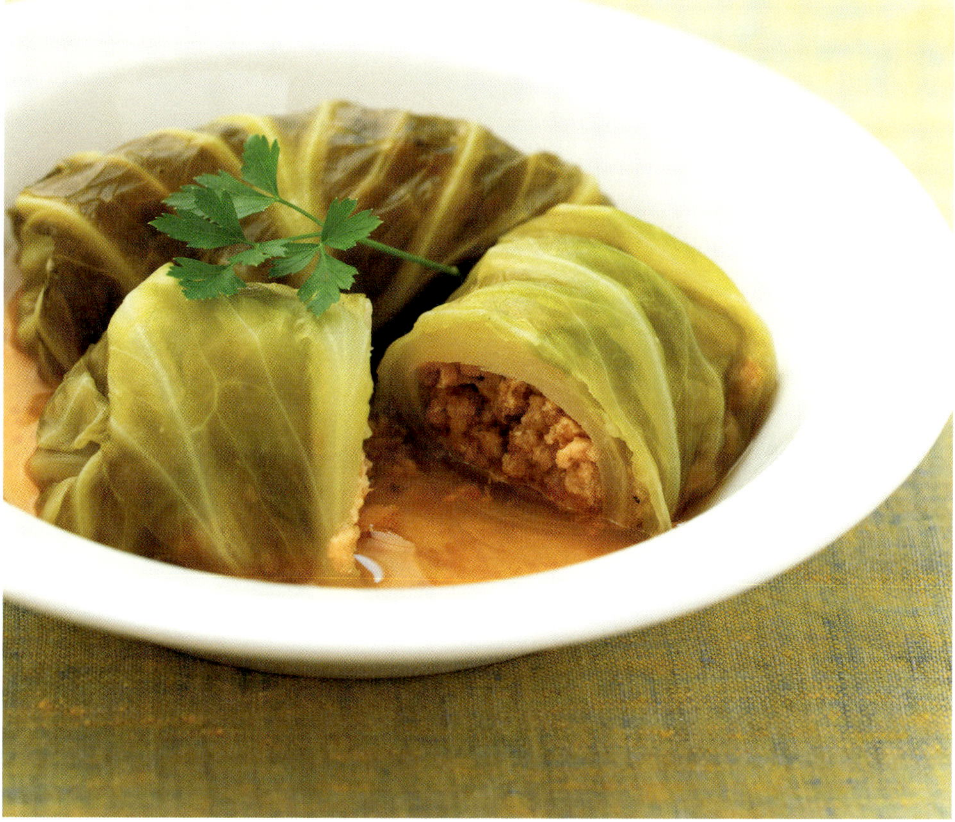

凍り豆腐そぼろ

煮汁をたっぷりと含ませて。低脂肪で高たんぱく質なのもうれしいそぼろです。

Point!

大豆製品の中で、大豆やおからは食物繊維が多いので気をつけたほうがよいのですが、凍り豆腐は比較的安心して食べられる素材です。煮汁をたっぷり含ませて。

材料／作りやすい分量

凍り豆腐 ……… 2～3枚（乾60g）

a
- だし …………………… ½カップ
- しょうゆ …………… 大さじ1½
- 砂糖・みりん …… 各大さじ1
- しょうがの搾り汁 … 1かけ分

大さじ1で20kcal　脂質0.9g　食塩相当量0.2g

作り方

❶凍り豆腐は袋の表示に従ってもどし、水けを絞る。フードプロセッサーに入れ、細かくなるまで攪《かく》拌《はん》する。

❷なべに①とaを入れて中火にかけ、汁けがなくなるまでかき混ぜながら加熱する。

冷蔵で3日※

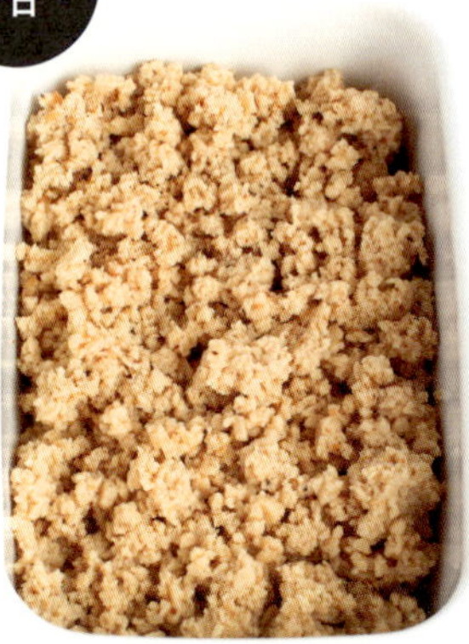

※冷凍する場合は小分けにして2週間

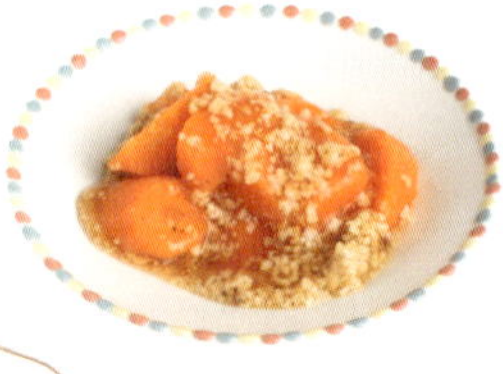

arrange 1
にんじんのうま煮　凍り豆腐そぼろあんかけ
（作り方51ページ）

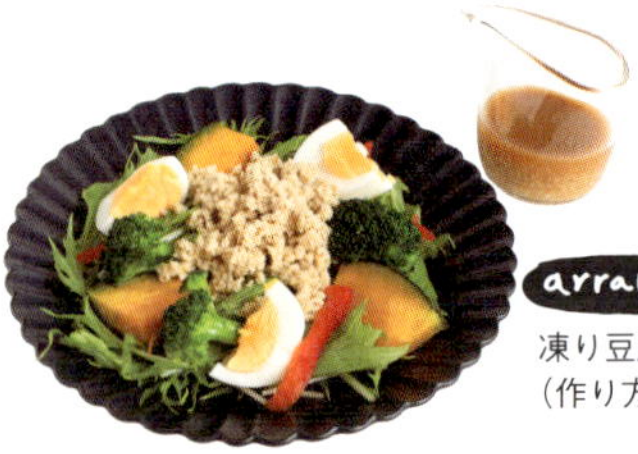

arrange 2
凍り豆腐そぼろの和風サラダ
（作り方52ページ）

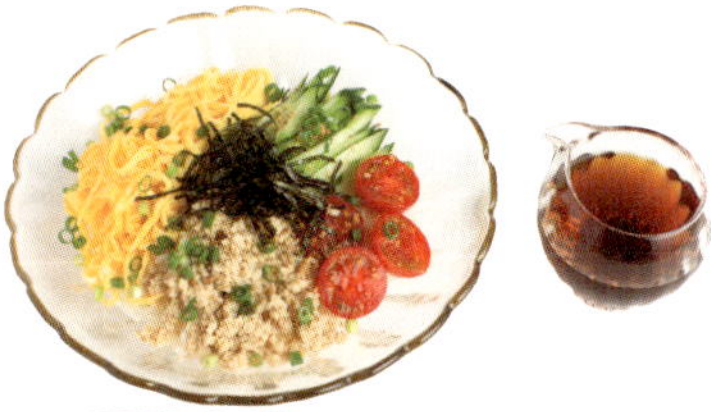

arrange 3
サラダそぼろそうめん
（作り方53ページ）

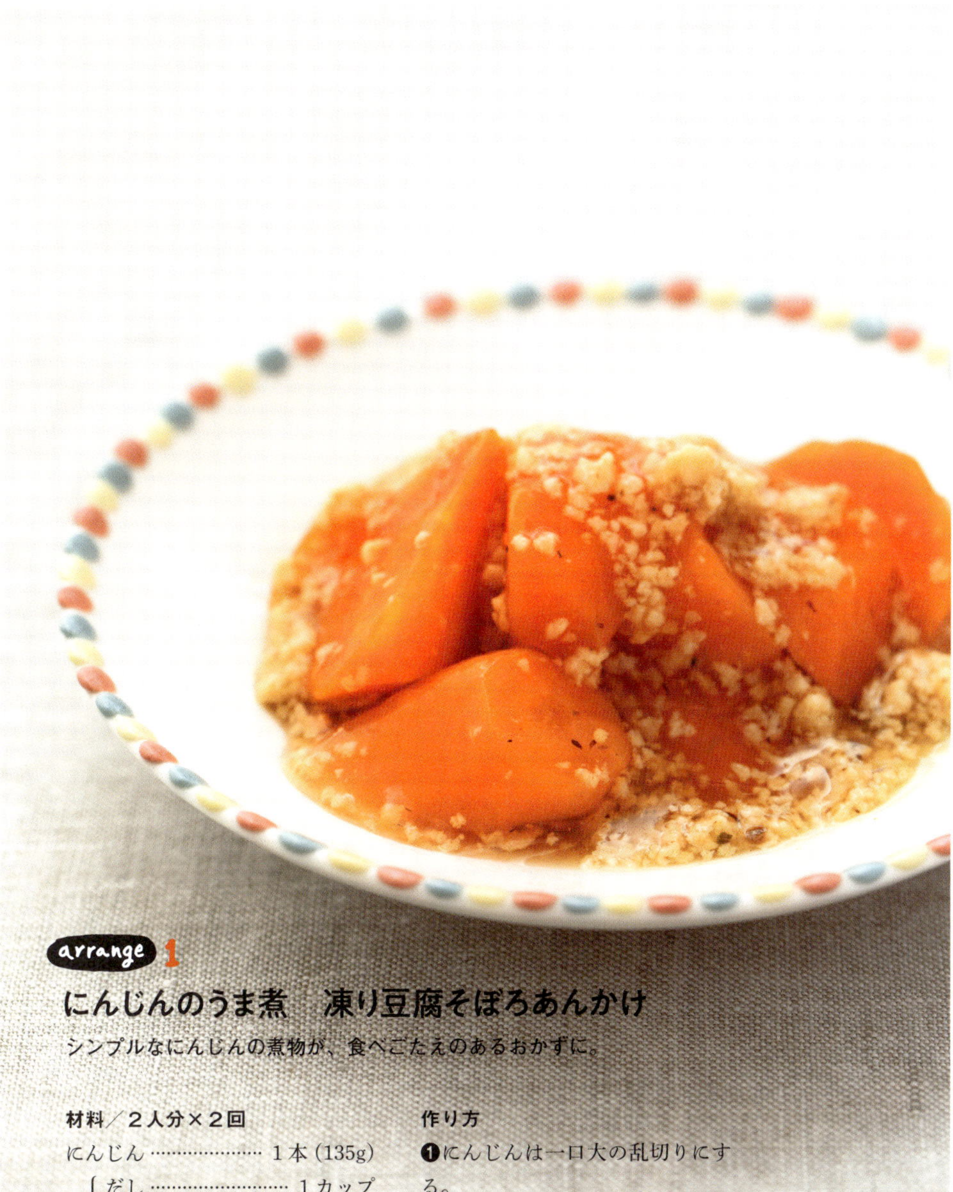

arrange 1

にんじんのうま煮　凍り豆腐そぼろあんかけ

シンプルなにんじんの煮物が、食べごたえのあるおかずに。

材料／２人分×２回

にんじん……………………１本（135g）

a
- だし……………………１カップ
- みりん…………………大さじ１
- しょうゆ………………小さじ１
- 塩………………………小さじ⅓

凍り豆腐そぼろ……………大さじ５

{かたくり粉・水……………各少量

１人分 51kcal　脂質 1.2g　食塩相当量 0.9g

作り方

❶にんじんは一口大の乱切りにする。

❷なべににんじんとaを入れ、にんじんがやわらかくなるまで煮る。

❸そぼろを加え混ぜ、水どきかたくり粉でとろみをつける。

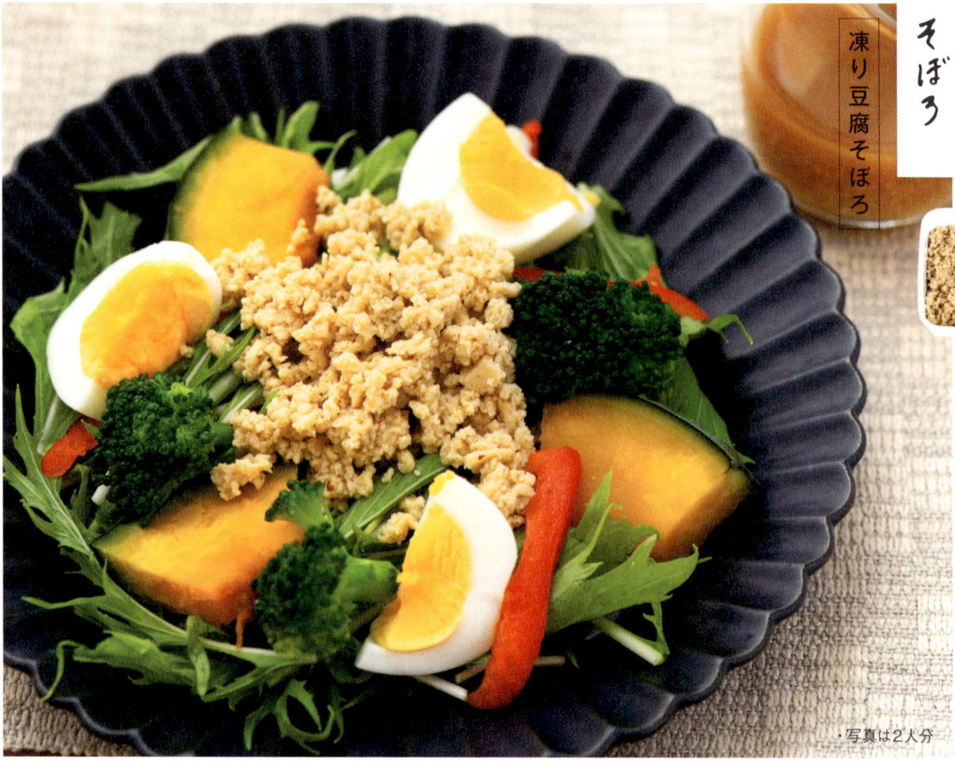

・写真は2人分

arrange 2 凍り豆腐そぼろの和風サラダ

具だくさんのカラフルサラダ。ゆっくり噛《か》んで味わって、おなかにもやさしく。

材料／2人分

凍り豆腐そぼろ …………… 大さじ3
ゆで卵 ………………………………… 1個
かぼちゃ ………………… 皮つき100g
ブロッコリー ……………………100g
水菜 ……………………………………30g
パプリカ（赤） …………………… ⅓個
a ポン酢しょうゆ …… 大さじ3
　甘酒 …………………… 大さじ1

1人分 170kcal　脂質 4.7g　食塩相当量 2.1g

作り方

❶かぼちゃは皮をところどころむき、8㎜厚さに切る。厚手のキッチンペーパーをぬらして包み、耐熱容器に置いて電子レンジ(500W)で3分加熱してやわらかくする。

❷ブロッコリーはかためにゆでて湯をきる（またはかぼちゃと同様にして電子レンジで2分加熱する）。

❸ゆで卵は4つに、水菜は4㎝に切り、パプリカは細く切る。

❹皿に①～③を盛り合わせ、そぼろをかける。aを混ぜ合わせ、食べるときにまわしかける。

arrange 3

サラダそぼろそうめん

主菜、副菜、主食を兼ねた一皿。麺はうどんにかえても。

材料／２人分

そうめん……………………乾 160g
凍り豆腐そぼろ…………大さじ 6
｛卵………………………………2 個
｛塩……………………ひとつまみ
きゅうり…………………………1 本
ミニトマト………………………4 個
すり白ごま………………小さじ 2
小ねぎ（小口切り）……大さじ 4
刻みのり………………………1 g
めんつゆ（ストレートタイプ）
……………………………1 カップ

1人分465kcal　脂質10.6g　食塩相当量3.1g

作り方

❶卵は塩を加え混ぜ、熱したフライパンに少量を流し入れて薄く焼く。残りも同様に焼き、細く切る。
❷きゅうりは細く切り、ミニトマトは横に半分ずつに切る。
❸そうめんは袋の表示に従ってゆで、水洗いして水けをきり、皿に盛る。
❹そうめんに①と②、そぼろを彩りよくのせ、ごまと小ねぎを散らす。のりを天盛りにし、食べるときにめんつゆをまわしかける。

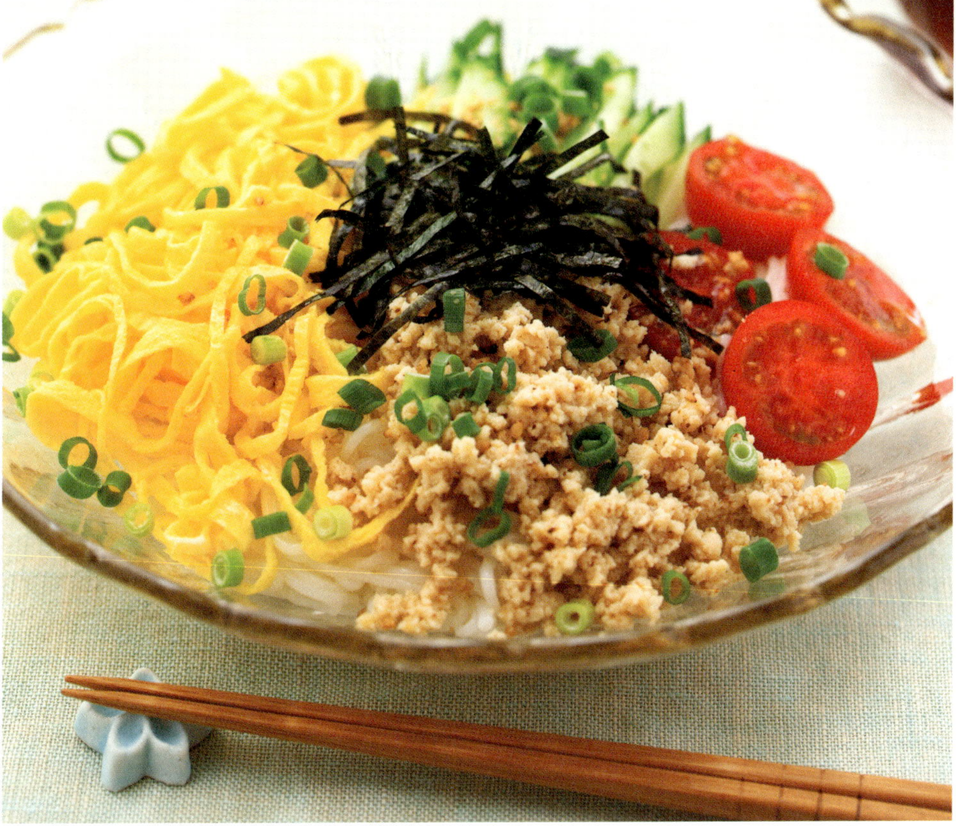

牛肉そぼろ

鶏肉だけでなく、牛肉にチャレンジ。料理に使いやすい甘辛味のそぼろです。

Point!

体調が安定しているときは牛肉もとり入れて、料理の幅を広げてみましょう。最初はヒレ肉やもも肉など脂肪が少ない部位を選んで料理し、少量ずつ食べてみても。

材料／作りやすい分量

牛ひき肉……………………………200g
しょうゆ………………………大さじ3
酒・砂糖……………………各大さじ2
しょうが（みじん切り）
……………………………………1かけ分

大さじ1で23kcal　脂質1.4g　食塩相当量0.3g

冷蔵で5日※

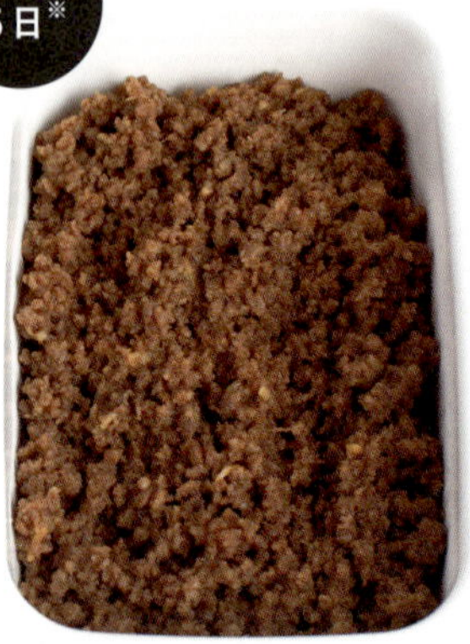

※冷凍する場合は小分けにして1か月

作り方

❶なべに全材料を入れ、ぐるぐるとかき混ぜる。
❷中火にかけ、菜箸《さいばし》でさらにかき混ぜながら、汁けがなくなってほろほろになるまで加熱する。

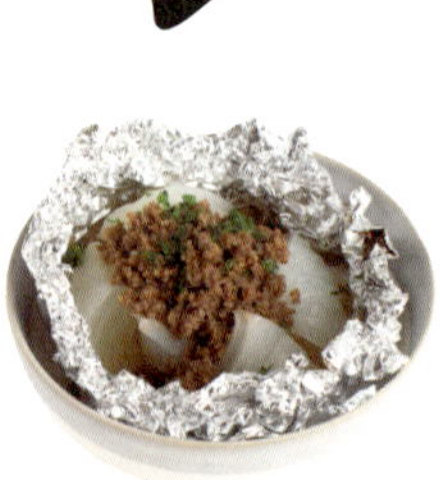

arrange 1
焼き玉ねぎのそぼろかけ
（作り方 55 ページ）

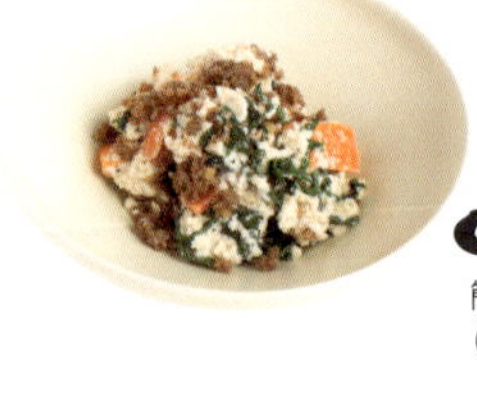

arrange 2
簡単白あえ
（作り方 56 ページ）

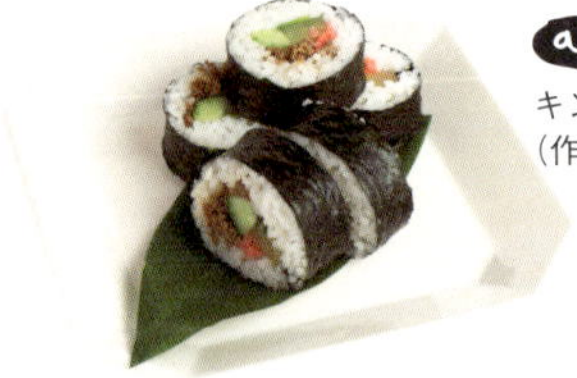

arrange 3
キンパ風巻きずし
（作り方 57 ページ）

arrange 1

焼き玉ねぎのそぼろかけ

まるごとホイル焼きにして甘味たっぷりの玉ねぎに、そぼろの甘辛味がよく合います。

材料／２人分

牛肉そぼろ …………………… 大さじ 4
- 玉ねぎ ………………… 2 個 (400g)
- 塩 ……………………………… 少量
- 酒 ……………………………… 大さじ 2

パセリ（みじん切り）………… 少量

1人分 136kcal　脂質 3.0g　食塩相当量 1.0g

作り方

❶玉ねぎはまるのままで縦に深く切り込みを入れ、塩と酒をふりかけてアルミ箔《はく》に包む。

❷ 180℃のオーブンで 20 分ほど焼く（竹串を刺してみて、すっと通れば焼き上がり）。

❸そぼろをかけ、パセリを散らす。

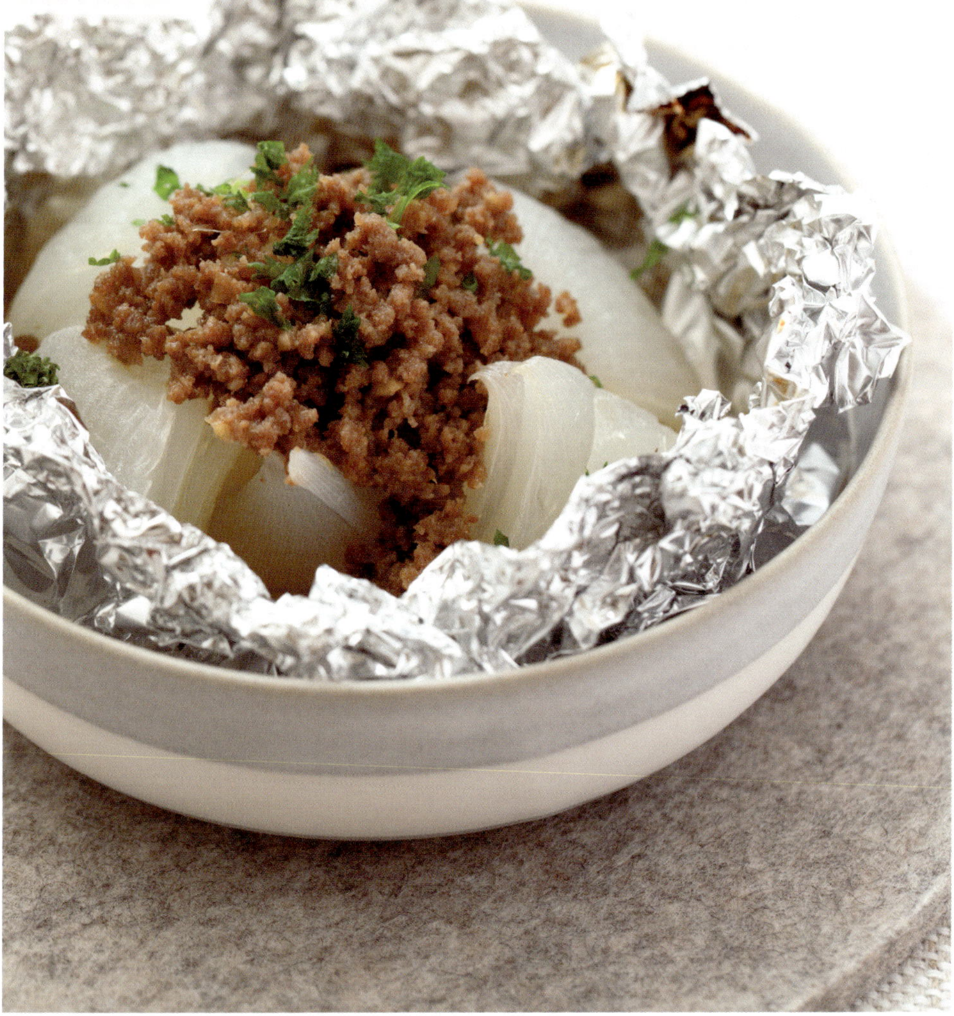

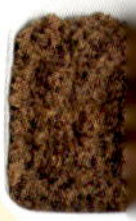

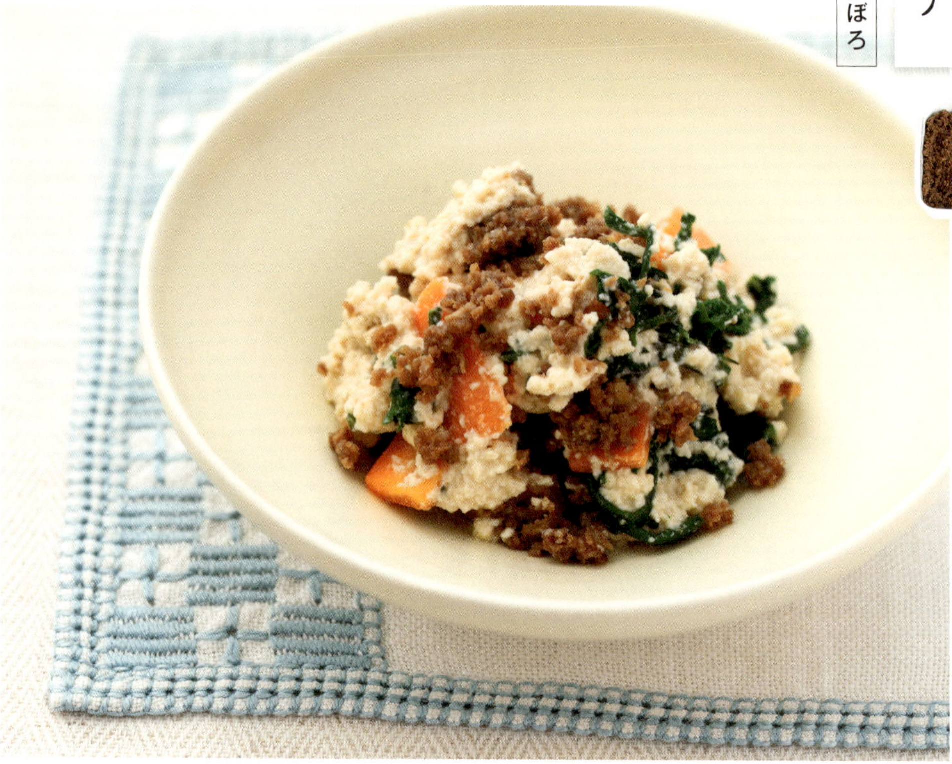

arrange 2

簡単白あえ

牛そぼろ入りのボリュームのあるあえ衣。練りごまで香味をさらに豊かに。

材料／２人分

牛肉そぼろ …………………… 大さじ４
春菊 …………………… １束（約80g）
にんじん ……………… ６㎝（約85g）
もめん豆腐 ………… ⅔丁（200g）
砂糖 ………………………… 大さじ２
練り白ごま ……………… 小さじ２
塩 ………………………… 小さじ⅓

1人分 216kcal　脂質 10.5g　食塩相当量 1.4g

作り方

❶春菊は塩少量（分量外）を加えた湯で色よくゆでて水にとり、水けを絞って３㎝長さに切る。にんじんは３㎝長さの短冊切りにし、塩少量（分量外）を加えた湯でさっとゆでて湯をきる。
❷豆腐は汁けをきって軽くくずし、練りごまと調味料を加え混ぜる。
❸①とそぼろを②に加え混ぜる。

arrange 3

キンパ風巻きずし

キンパは韓国の巻きずし。そぼろと、きゅうりやたくあんなど身近な素材を具にします。

材料／２人分

牛肉そぼろ …………………… 大さじ５
きゅうり・たくあん ………… 各20g
青じそ ……………………………… ２枚
紅しょうが ………………………… 少量
ごはん ………………………………200g
焼きのり ……………………… 全型１枚

1人分 238kcal　脂質 3.9g　食塩相当量 1.5g

作り方

❶きゅうりとたくあんは７㎜角の棒状に切る。青じそは縦半分に切る。
❷巻きすにのりを置き、あら熱をとったごはんを手前を少しあけて広げる。青じそを横長に敷いてそぼろと紅しょうがを横長に置き、たくあんときゅうりも横一列に並べ、巻く。
❸食べやすく切り分ける。

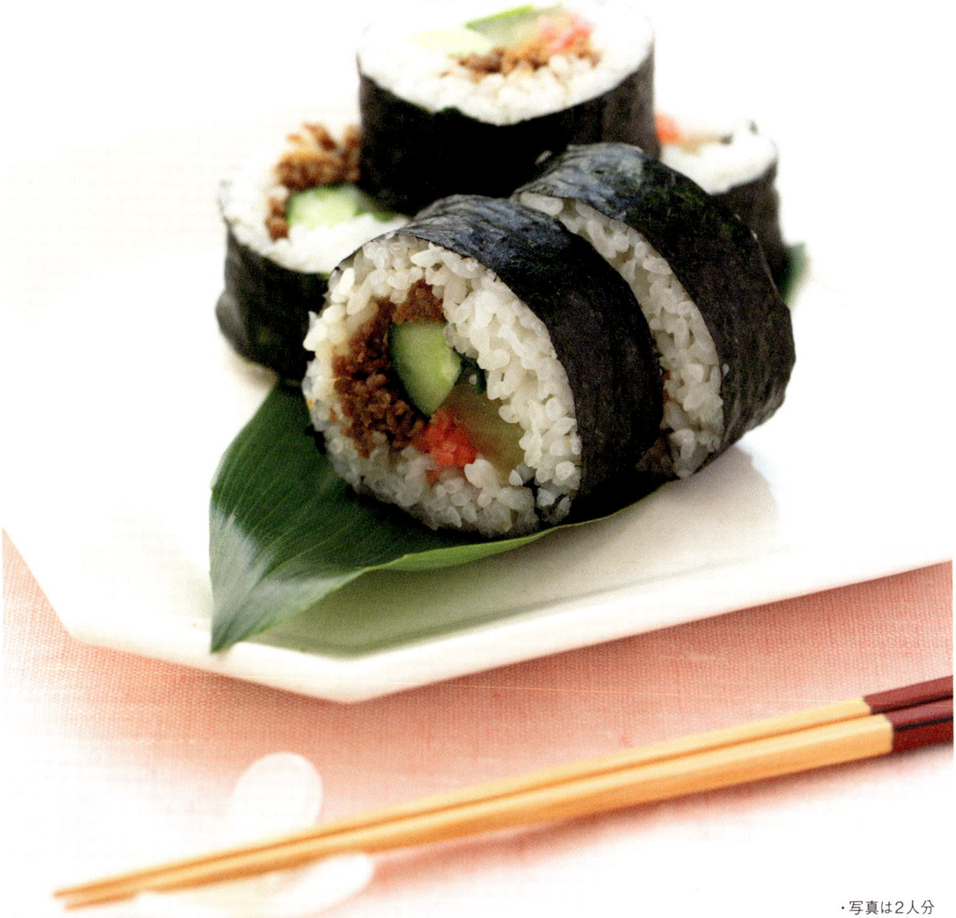

・写真は２人分

サバそぼろ

サバそぼろをストックしておけば、意識しないと食べにくい魚が気軽に食べられます。

材料／作りやすい分量

サバ（水煮缶詰め）…… 1缶（180g）

a
- しょうゆ・酒・みりん ……………………… 各大さじ1
- 砂糖 ……………………… 小さじ1
- しょうが（みじん切り）……………………… 1かけ分

すり白ごま・青のり …… 各大さじ½

大さじ1で19kcal　脂質0.9g　食塩相当量0.2g

作り方

❶サバは缶汁をきり、なべに入れて弱火にかけ、ほろほろになるまでかき混ぜながら加熱する。

❷ａを加えてさらにほろほろになるまで加熱する。仕上げにすりごまと青のりを加え混ぜる。

Point!

缶詰めでも魚の栄養素をとることができます。水煮缶詰めは塩味がついているので、そぼろの調味料は控えめでOK。

冷蔵で5日※

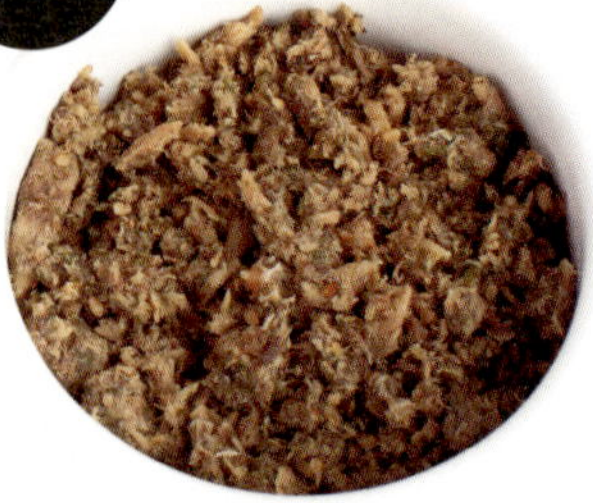

※冷凍する場合は小分けにして1か月

arrange 1

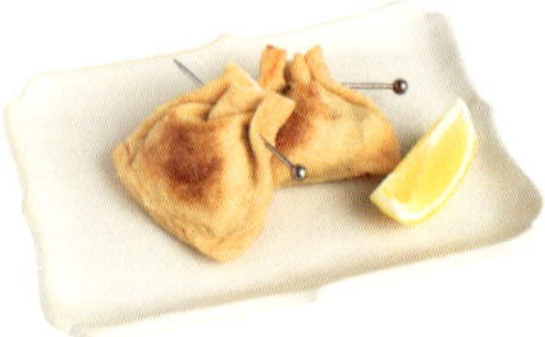

油揚げのサバそぼろ詰め焼き
（作り方59ページ）

arrange 2

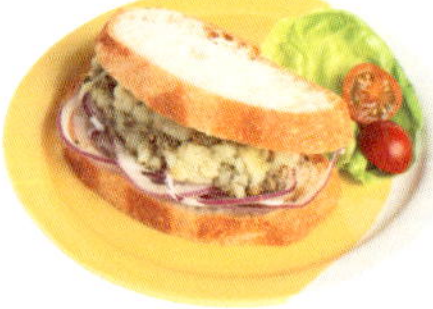

サバそぼろのサンドイッチ
（作り方60ページ）

arrange 3

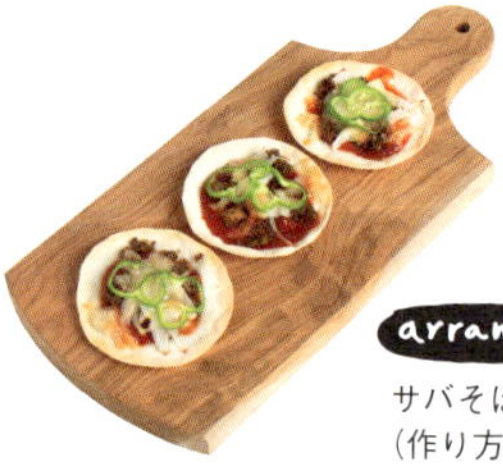

サバそぼろのおつまみピザ
（作り方61ページ）

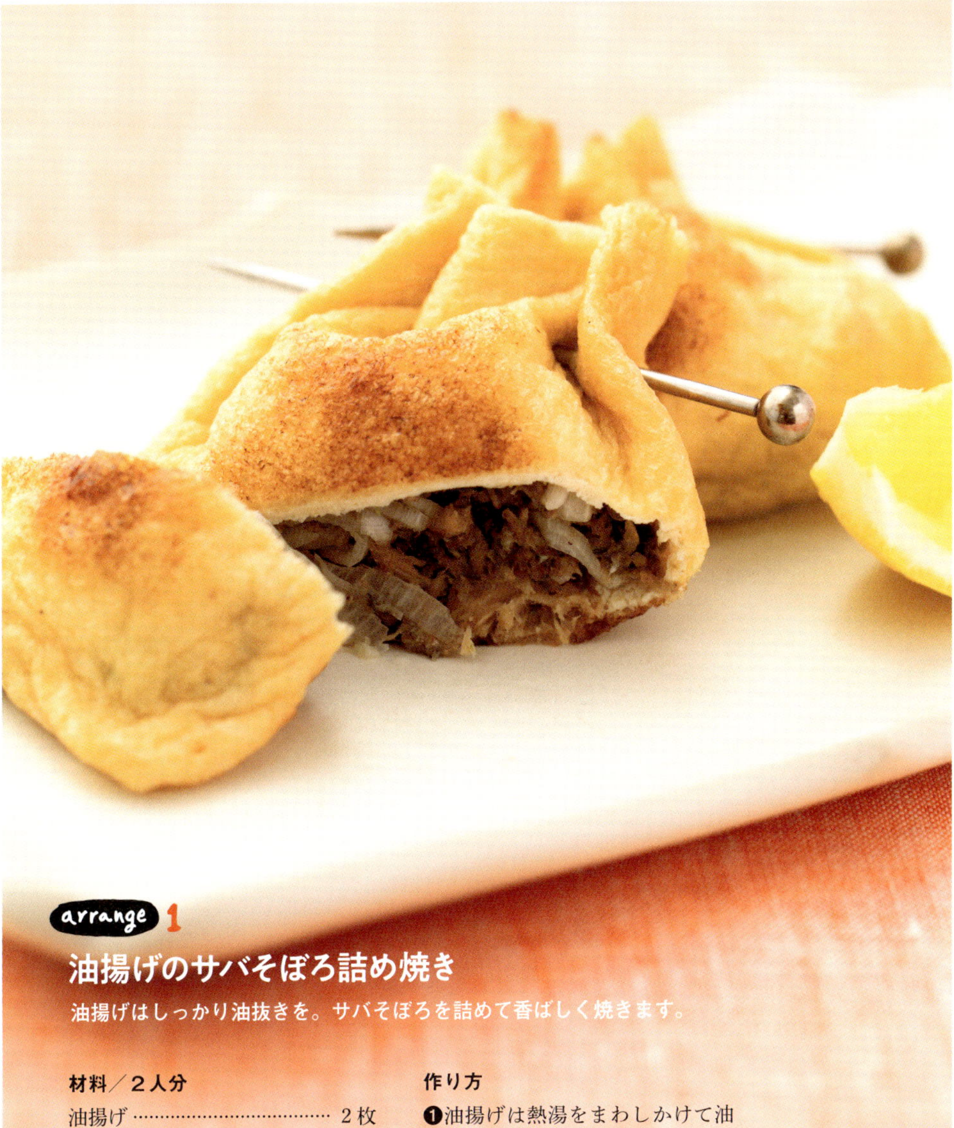

arrange 1

油揚げのサバそぼろ詰め焼き

油揚げはしっかり油抜きを。サバそぼろを詰めて香ばしく焼きます。

材料／２人分

油揚げ ………………………………… ２枚
サバそぼろ …………………… 大さじ４
ねぎ（小口切り） …………… ６cm分
レモン（くし形切り） ……… ２切れ

1人分106kcal　脂質7.6g　食塩相当量0.2g

作り方

❶油揚げは熱湯をまわしかけて油抜きをする。
❷油揚げの長辺を半分に切って袋状に広げ、そぼろとねぎを詰める。金属製のピックで端を閉じる（ピックがない場合は端を折る）。
❸魚焼きグリルまたはオーブントースターに入れ、両面を色よく焼く。器に盛り、レモンを添える。

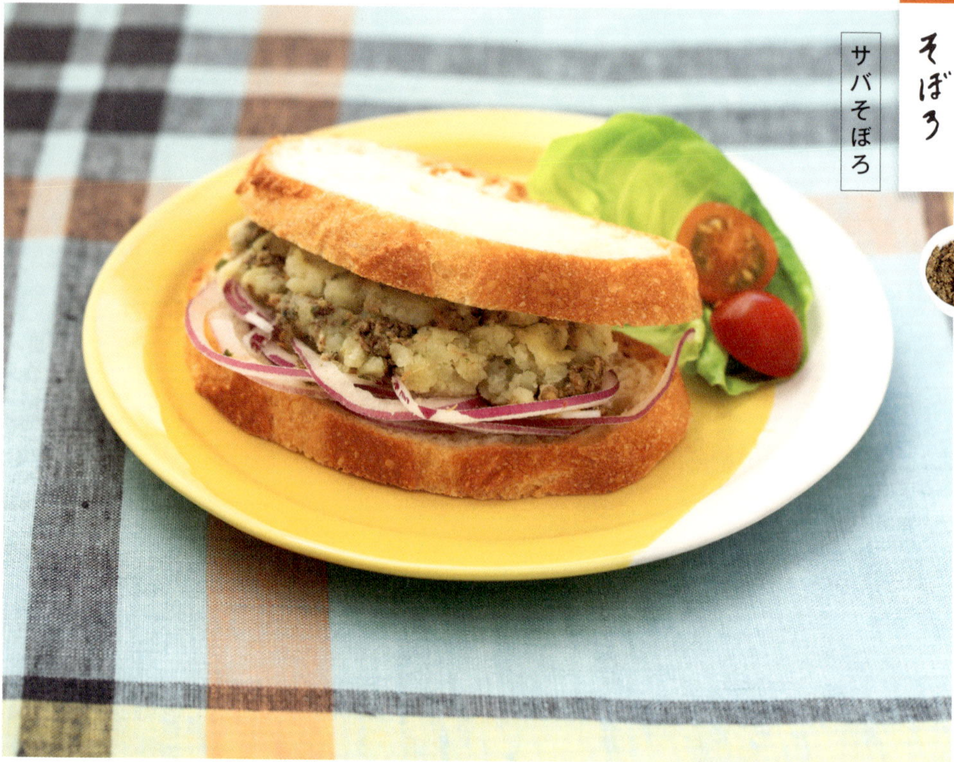

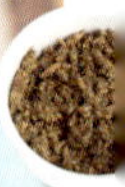

arrange 2　サバそぼろのサンドイッチ

北欧の魚のサンドイッチ風。くせのないそぼろはパンにも合う味わいです。

材料／２人分

サバそぼろ ………………… 大さじ６
じゃが芋 …………… 小１個（120g）
紫玉ねぎ ………………… ½個（60g）
ブールパン※ ……………………100g
ミニトマト ……………………… ２個
サラダ菜 ………………………… ２枚

1人分 220kcal　脂質 1.7g　食塩相当量 1.0g

※フランスパンと同じ仲間の丸型のパン。フランスパンで代用可。

作り方

❶じゃが芋は皮を除いて一口大に切り、塩少量を加えた湯でやわらかくなるまでゆでる。湯を捨て、なべを揺すりながら火にかけて粉吹きにする。

❷火を消して芋をつぶし、あら熱がとれたらそぼろを加え混ぜる。

❸玉ねぎは薄切りにして水にさらし、辛味が抜けたら水けをきる。

❹パンは４枚に切り、②と③をはさみ、しばらくおいてなじませる。

❺ミニトマトは縦半分に切る。皿にサラダ菜を敷き、④を盛ってミニトマトを添える。

arrange 3

サバそぼろのおつまみピザ

ギョーザの皮を台にした小さなピザ。サバそぼろとチーズが合います。

材料／２人分

サバそぼろ……………………大さじ２
玉ねぎ・ピーマン……………各15g
ギョーザの皮……………6枚（24g）
トマトケチャップ…………大さじ１
ピザ用チーズ（低脂肪のもの）
……………………………………………30g

1人分 112kcal　脂質 3.5g　食塩相当量 0.7g

作り方

❶玉ねぎは薄切りに、ピーマンは薄い輪切りにする。
❷ギョーザの皮にケチャップを塗り、そぼろ、玉ねぎ、ピーマンを重ね、チーズを散らす。
❸オーブントースターでチーズがとけるまで焼く。

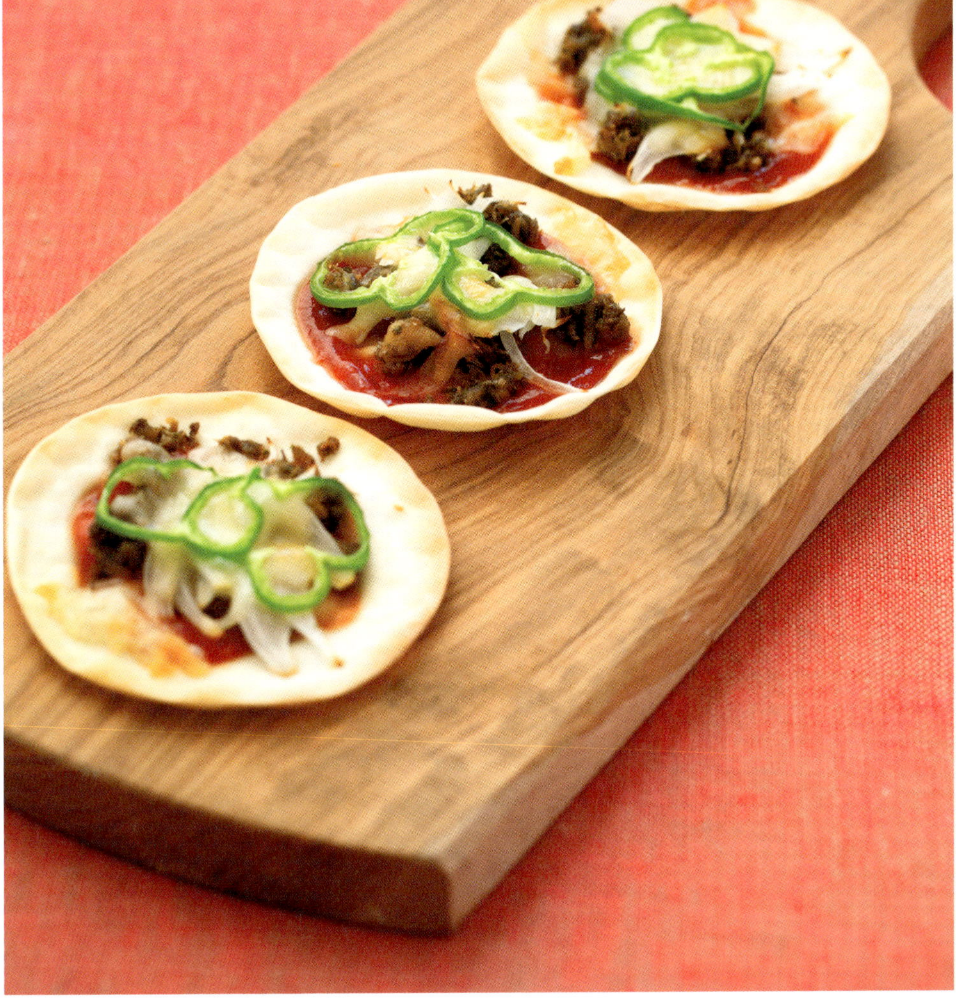

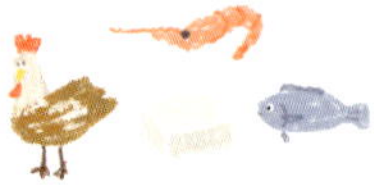

鶏つくね団子

シンプルな材料で作りやすく、幅広く応用可能なのが利点です。

Point!

鶏肉は、もも肉よりも胸肉のほうが低脂肪です。さらに皮なしを選ぶと、表示の脂質量よりもさらにダウンします。肉屋さんで部位を選んでひいてもらうとよいでしょう。

冷蔵で3日※

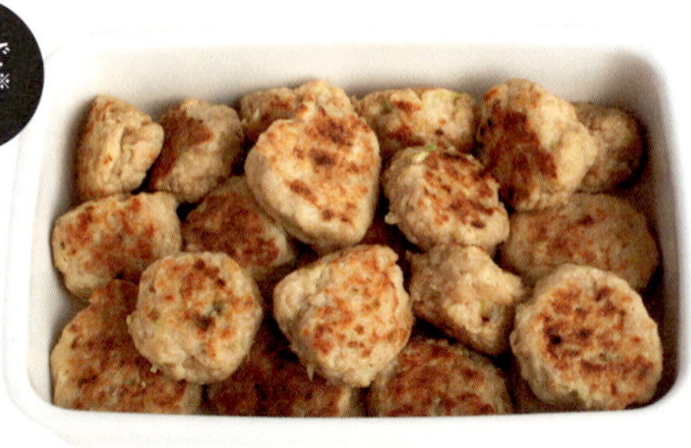

※冷凍する場合は密閉できる保存袋に入れて2週間

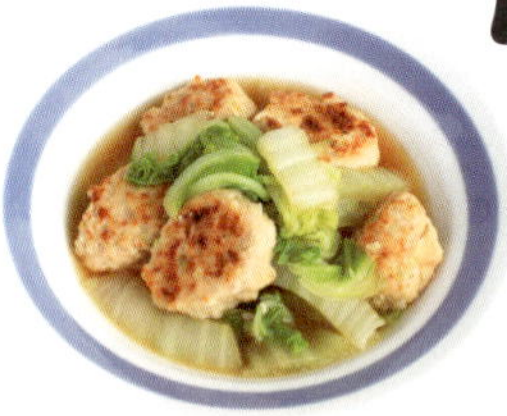

arrange 1
鶏つくね団子と白菜の煮物
（作り方64ページ）

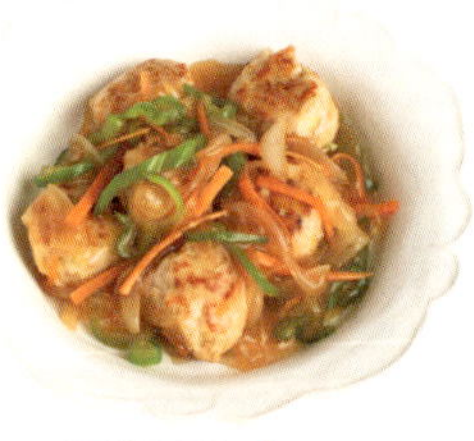

arrange 2
鶏つくね団子の甘酢あんかけ
（作り方65ページ）

材料／20個分

- 鶏胸ひき肉……250g
- ねぎ……60g
- 卵（割りほぐす）……1個
- かたくり粉……大さじ2
- しょうゆ・酒……各大さじ1
- みそ……小さじ1
- しょうが（すりおろす）……5g

1個分28kcal　脂質1.1g　食塩相当量0.2g

作り方

❶ねぎはみじん切りにする。
❷全材料をボールに入れて練り混ぜ、20等分にして丸める。
❸オーブンシートを敷いたフライパンに並べ入れて中火で焼き、焼き色がついたら裏返す。水少量を加えてふたをし、蒸し焼きにして火を通す。

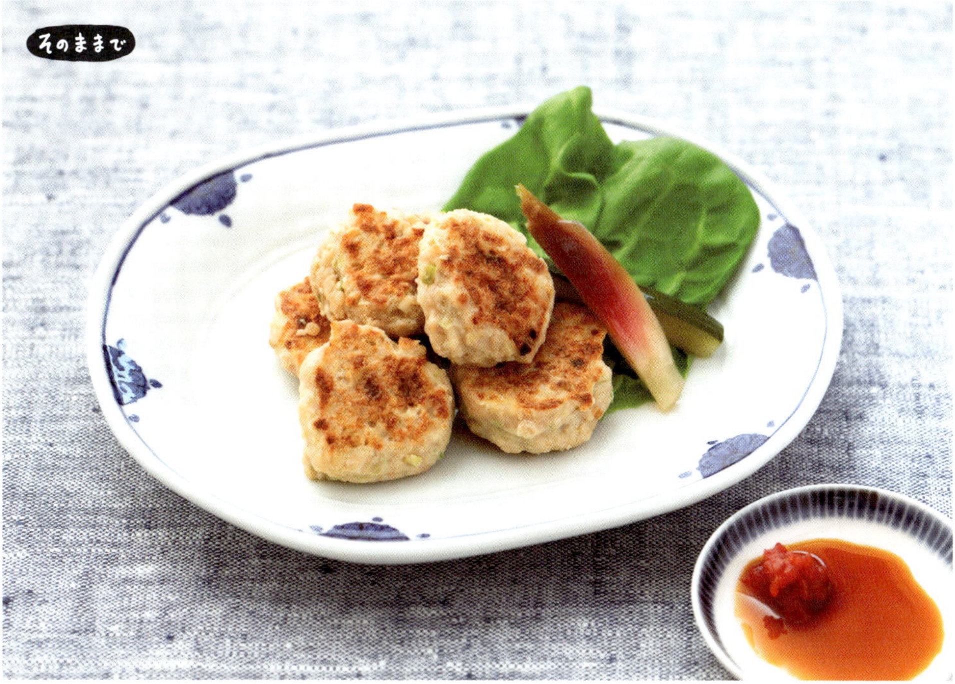

鶏つくね団子の梅じょうゆ添え

ほのかなみそ味の鶏つくね団子を梅じょうゆでさっぱりと。

材料／２人分

鶏つくね団子 ……………………10 個

好みの和風ピクルス（82 ページ）……………………適量

サラダ菜 ……………………２枚

しょうゆ ……………………小さじ１

梅肉 ……………………少量

1人分157kcal　脂質5.3g　食塩相当量1.9g※

※和風ピクルスの栄養価は除く。

作り方

❶器にサラダ菜を敷き、鶏つくね団子を盛る。

❷和風ピクルスは大きいものは食べやすく切り、①に添える。

❸小皿にしょうゆと梅肉を入れ、つけながら食べる。

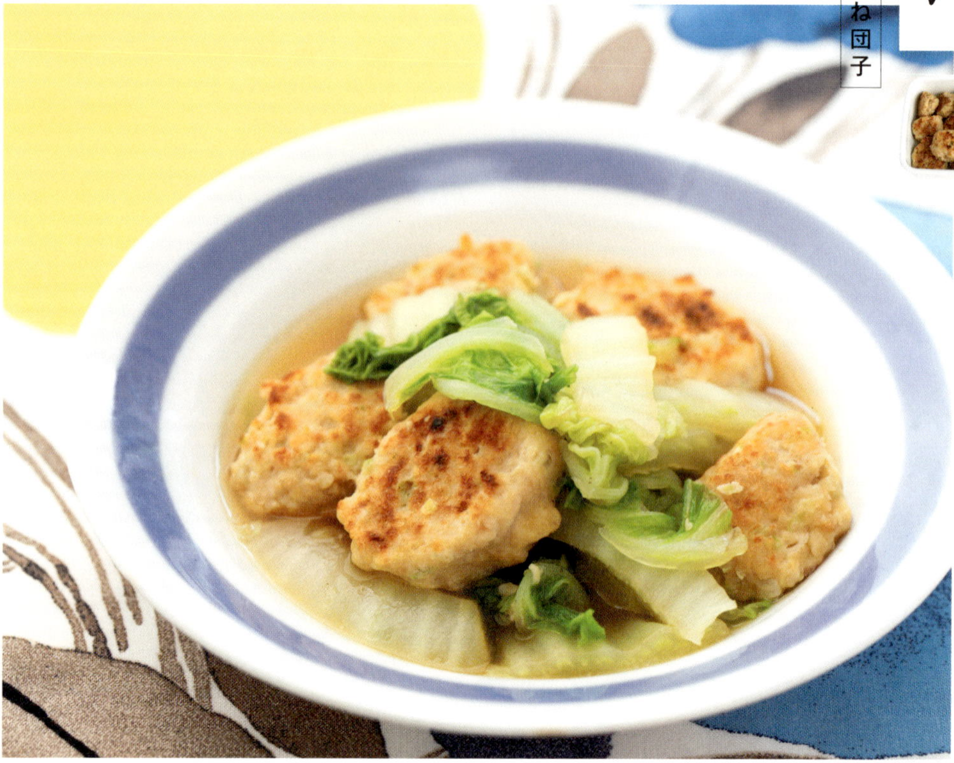

arrange 1

鶏つくね団子と白菜の煮物

やわらかく煮て甘い白菜と鶏つくね団子。やさしい味わいにほっとします。

材料／２人分

鶏つくね団子 ……………………… 10個
白菜 ……………………………………… 200g
a ｛ 酒・しょうゆ …… 各大さじ１
　砂糖・顆粒鶏がらだし
　……………………… 各小さじ½
　水 ………………………… １カップ

1人分 175kcal　脂質 5.4g　食塩相当量 2.6g

作り方

❶白菜は葉先と葉元に切り分け、葉先は食べやすく切り、葉元は１cm幅に切る。
❷なべにａを入れて煮立て、白菜の葉元を入れて煮る。透き通ってきたら鶏つくね団子と葉先を加え、ふたをして中火で白菜がやわらかくなるまで煮る。

arrange 2

鶏つくね団子の甘酢あんかけ

甘酢あんで味を引きしめて。しっとりと食べやすく、お弁当のおかずにしても。

材料／２人分

鶏つくね団子 ……………………12 個
玉ねぎ ……………………… ¼個（50g）
にんじん ……………………………30g
ピーマン ………………………… １個
a ｛だし ……………………… ½カップ
　　しょうゆ・砂糖 … 各大さじ１
　　酒 ………………………… 小さじ２｝
酢 …………………………… 大さじ１
｛かたくり粉 …………… 小さじ２
　水 ………………………… 大さじ１⅓｝

1人分 231kcal　脂質 6.4g　食塩相当量 2.5g

作り方

❶野菜はすべて細く切る。
❷なべに a を入れ、中火にかけて煮立ったら玉ねぎとにんじんを加え、しんなりとなるまで煮る。
❸ピーマンを加えてしんなりとなるまで煮て、鶏つくね団子を加えてひと煮立ちさせる。
❹酢を加えて味をととのえ、水どきかたくり粉でとろみをつける。

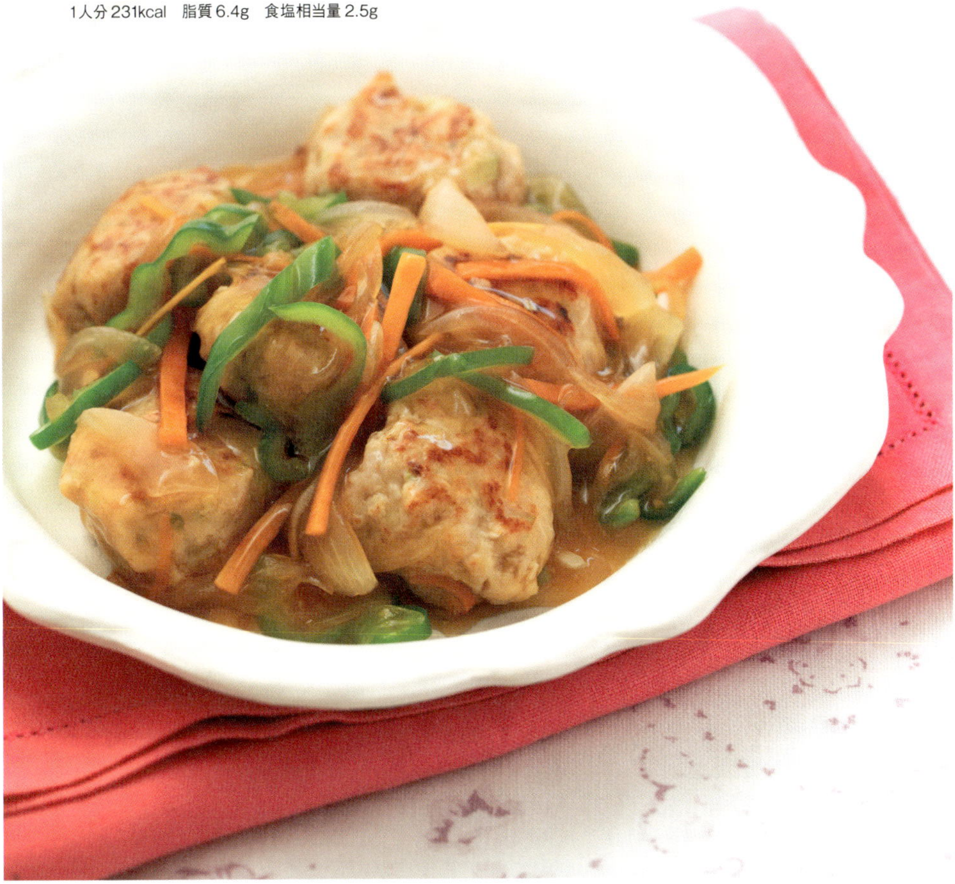

エビ団子

エビのうま味とプリプリとした食感が堪能できます。

Point!

エビだけで作った、少しぜいたくな団子です。半量を魚のすり身にかえて作るのも◎。食感と味わいがまた違って美味です。

冷蔵で3日※

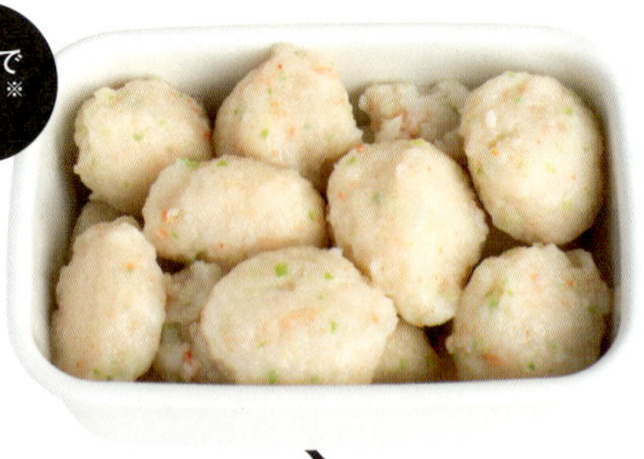

※冷凍する場合は密閉できる保存袋に入れて2週間

材料／15個分

無頭エビ……200g
ねぎ……20g
卵白……1/2個分
酒……大さじ1
塩……小さじ1/6
かたくり粉……大さじ2

1個分 18kcal　脂質0.1g　食塩相当量 0.1g

作り方

❶エビは背わたと殻を除き、フードプロセッサーにかける（または包丁で粘りけが出るまでたたき刻む）。
❷ねぎはみじん切りにする。
❸ポリ袋に全材料を入れ、よく混ぜ合わせる。
❹なべにたっぷりの湯を沸かす。
❺ポリ袋の端を切って絞り出し、ぽとんぽとんと1/15量ずつ湯に落とす。浮き上がってきたら1分ほどゆで、引き上げて湯をきる。

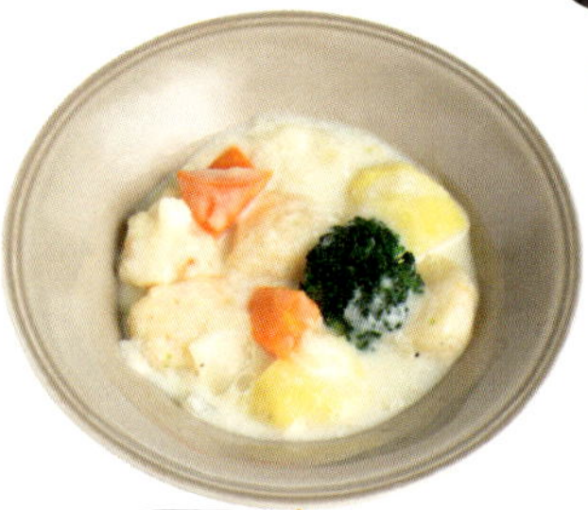

arrange 1
エビ団子のクリーム煮
（作り方68ページ）

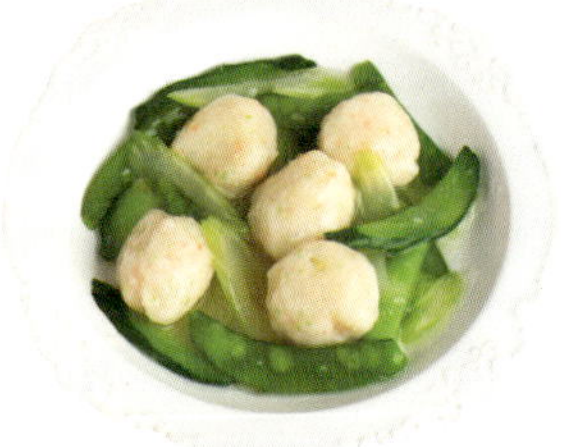

arrange 2
エビ団子とさやえんどうの中国風とろみ煮
（作り方69ページ）

そのままで

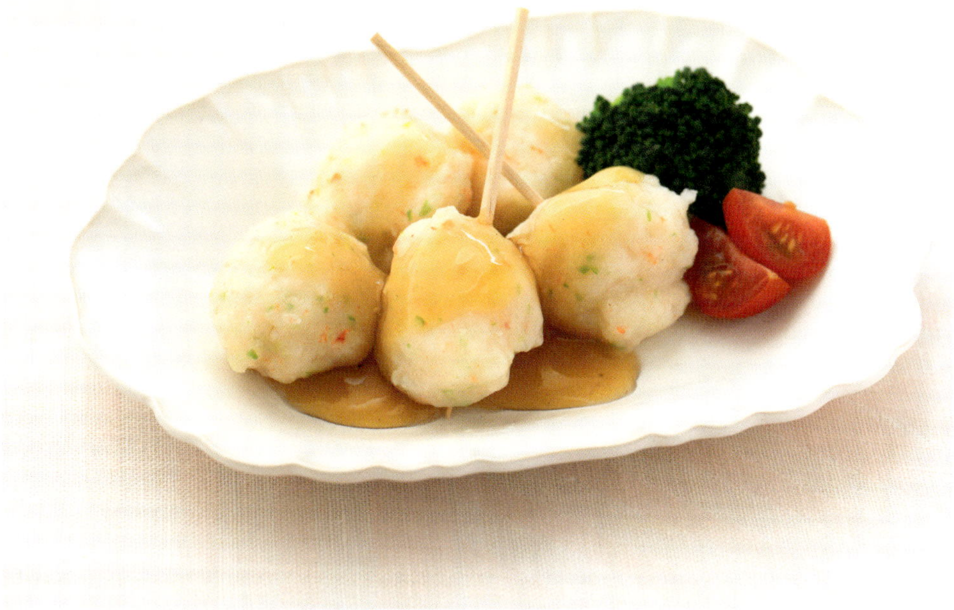

エビ団子のあんかけ

ほのかに桃色のエビ団子にべっこう色のあんをからめて。

材料／２人分

エビ団子……………………………10個

a
- しょうゆ・みりん・砂糖・酢 ……………………… 各小さじ１
- かたくり粉 …………… 小さじ$\frac{2}{3}$
- 水 ………………………… 大さじ２

ブロッコリー（ゆでる）……… ２房

ミニトマト（くし形に切る）… １個

1人分 115kcal　脂質 0.5g　食塩相当量 0.9g

作り方

❶小なべにａを合わせ入れ、弱火にかけてとろみがつくまでかき混ぜながら加熱する。

❷器にエビ団子を盛り、①をかける。ブロッコリーとミニトマトを添える。

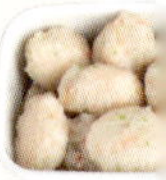

arrange 1

エビ団子のクリーム煮

低脂肪牛乳を使って。とろりとなめらかで、だれもが大好きな味わい。

材料／２人分

エビ団子 ………………………… 6個
にんじん ………………………………40g
玉ねぎ・じゃが芋 …………… 各½個
｛水 ……………………… 1½カップ
　固形チキンブイヨン ………… 1個
低脂肪牛乳 ……………… 1½カップ
塩 ……………………………… 小さじ¼
こしょう ………………………… 少量
｛かたくり粉 …………… 小さじ1⅔
　水 ……………………… 大さじ1⅓
ブロッコリー（ゆでる）…… 小2房

1人分197kcal　脂質2.0g　食塩相当量2.3g

作り方

❶にんじん、玉ねぎ、じゃが芋は一口大に切る。
❷なべに水とブイヨンを入れて中火で煮立て、玉ねぎとにんじんを加えて少しやわらかくなったらじゃが芋を加え、じゃが芋がやわらかくなるまで煮る。
❸エビ団子と牛乳を加えて煮立て、塩とこしょうで味をととのえる。
❹水どきかたくり粉でとろみをつける。器に盛り、ブロッコリーを加える。

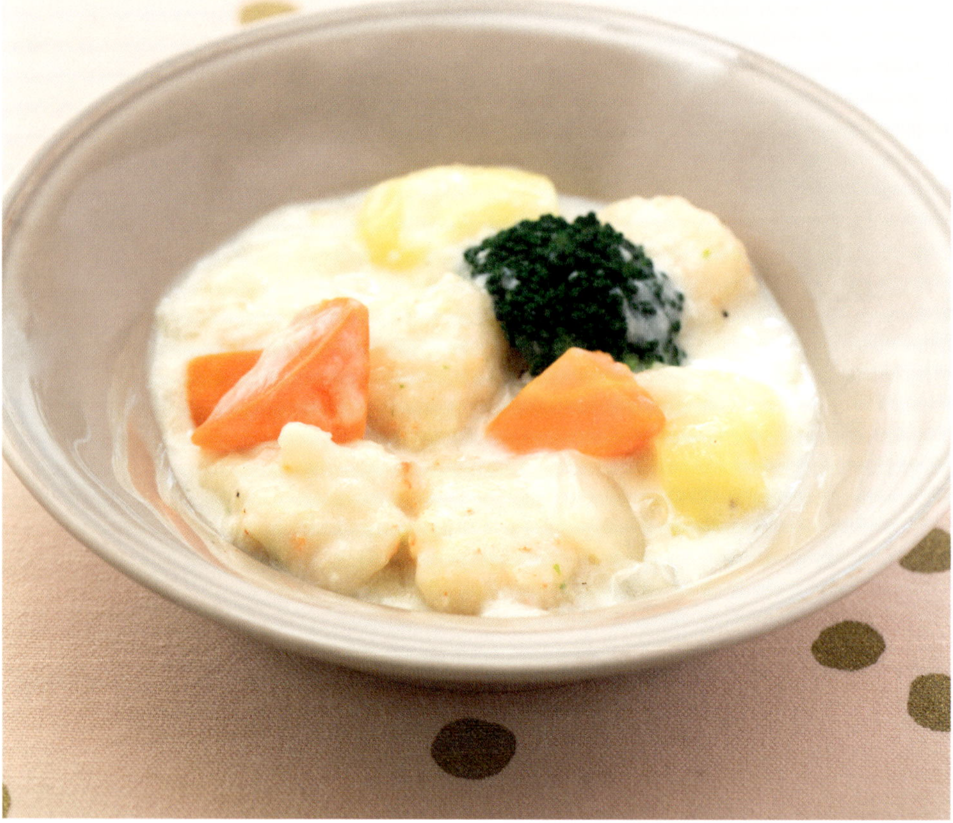

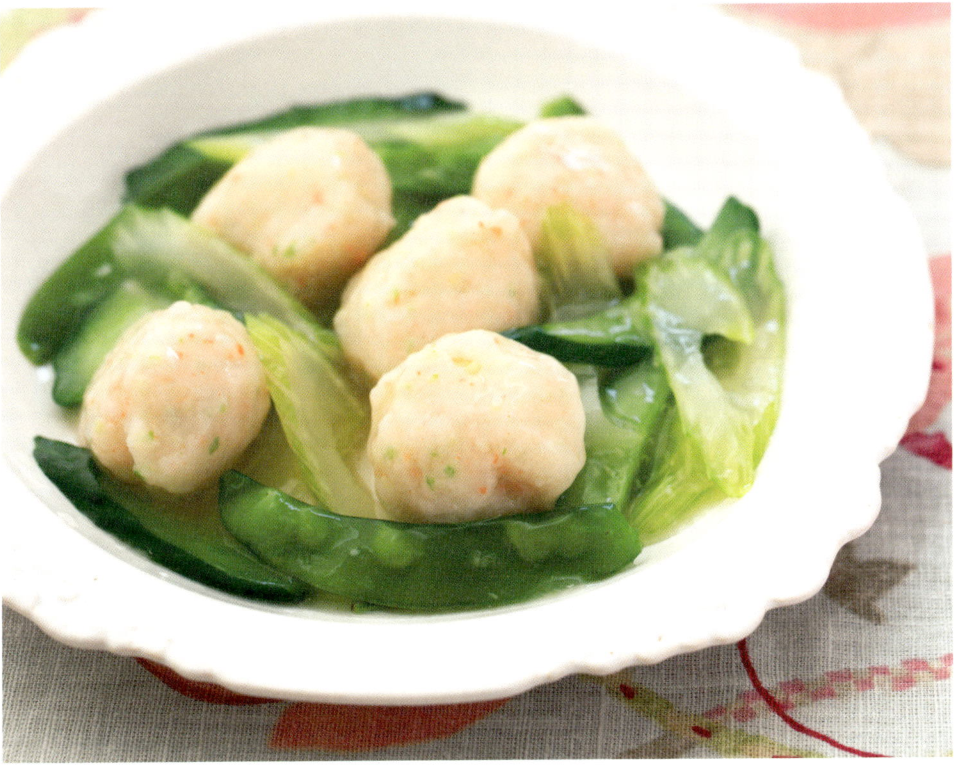

arrange 2

エビ団子とさやえんどうの中国風とろみ煮

水どきかたくり粉でつややかに。ピンクとグリーンのやさしい色合いの一品です。

材料／２人分

エビ団子……10個
さやえんどう……20枚
きゅうり……50g
セロリ……30g
a ｛にんにく・しょうが（各みじん切り）……各少量
　　酒……大さじ１
b ｛水……１カップ
　　顆粒中国風だし……小さじ１
　　塩……小さじ¼
｛かたくり粉……小さじ１
　水……大さじ１

1人分 127kcal　脂質 0.5g　食塩相当量 1.8g

作り方

❶さやえんどうは筋を除く。きゅうりは縦半分に切り、斜めに薄く切る。セロリは筋を除き、斜めに薄く切る。
❷フライパンにaを入れて弱火にかけ、香りが立ったら①を入れ、bを加えてさやえんどうが色あざやかになるまで火を通す。
❸エビ団子を加えてひと煮立ちさせ、水どきかたくり粉でとろみをつける。

豆腐団子

ふんわりとやわらかな口あたり。
砂糖としょうゆで安心の味わいです。

Point!

ここでは、すりおろした山芋を加えてふんわりとした食感の団子にしましたが、加えなければ豆腐のさっぱりとした味わいの団子になります。

冷蔵で5日※

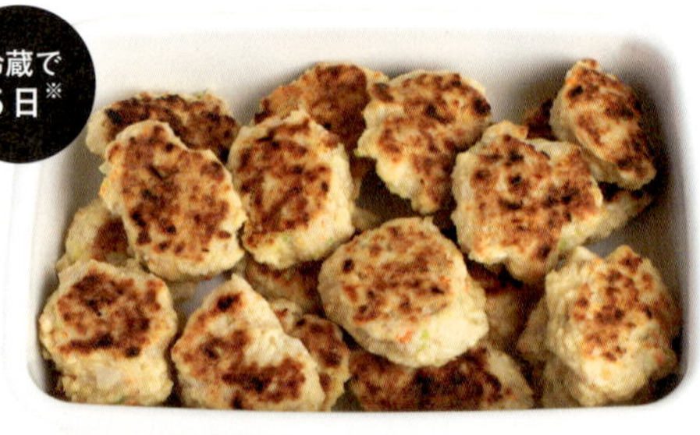

※冷凍する場合は密閉できる保存袋に入れて2週間

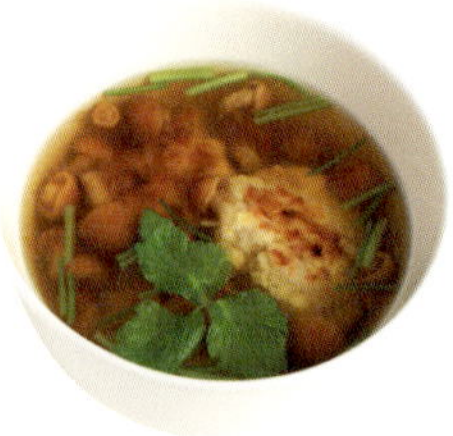

arrange 1
なめこと三つ葉の豆腐団子汁
（作り方 72 ページ）

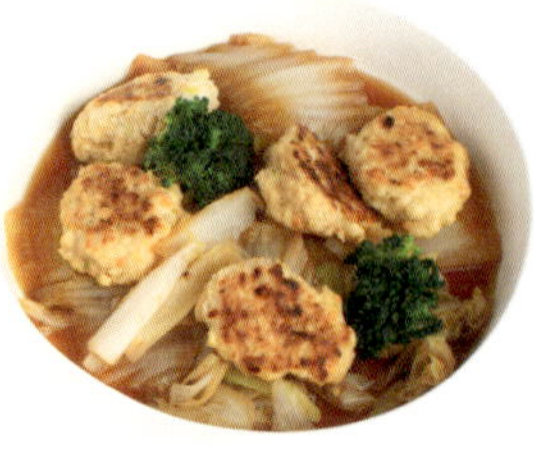

arrange 2
豆腐団子のオイスターソース蒸し煮
（作り方 73 ページ）

材料／ 20 個分

もめん豆腐	1丁（300g）
鶏ひき肉	100g
ねぎ（みじん切り）	1本（100g）
山芋（すりおろす）	50g
しょうが（すりおろす）	5g
卵白	1個分
酒・かたくり粉	各大さじ1
砂糖・しょうゆ	各小さじ1
塩	小さじ⅓

1個分 28kcal　脂質 1.2g　食塩相当量 0.2g

作り方

❶豆腐は耐熱ボールに入れてあらくくずし、電子レンジ（500 W）で3分加熱する。さめるまでおき、汁けをきる。

❷すべての材料を合わせて練り混ぜる。

❸フライパンにオーブンシートを敷き、②を1/20量（約大さじ1）ずつ落とし、中火で両面を焼いて火を通す。

そのままで

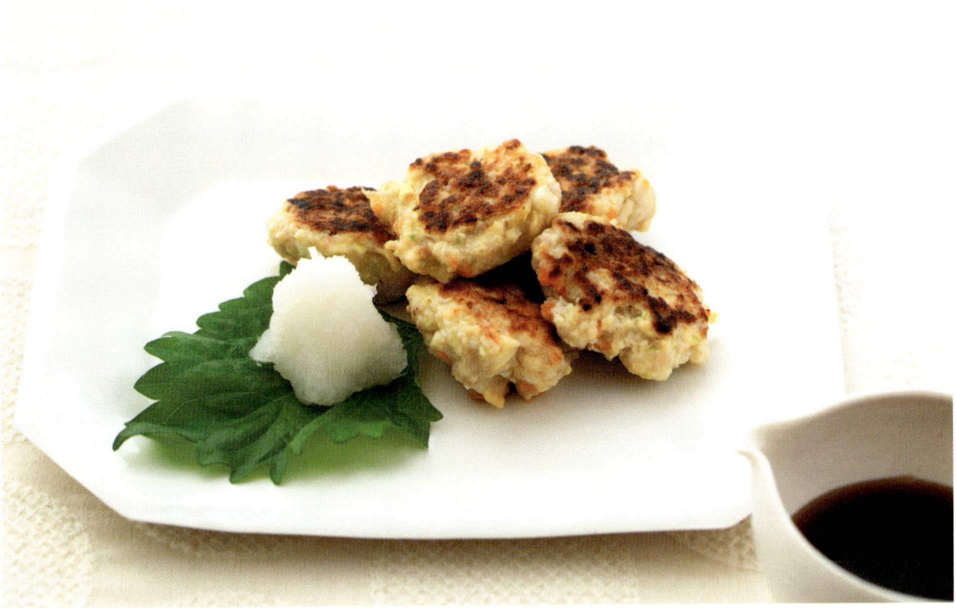

豆腐団子のポン酢しょうゆかけ

豆腐のほのかな甘味にポン酢しょうゆの酸味をきかせます。

材料／２人分

豆腐団子 ……………………………10 個
青じそ ……………………………… 2 枚
おろし大根 ……………………………40 g
ポン酢しょうゆ ………… 小さじ 2

1人分 148kcal　脂質 6.2g　食塩相当量 1.2g

作り方

❶器に豆腐団子を盛る。青じそを敷いておろし大根を添える。

❷食べるときにポン酢しょうゆをまわしかける。

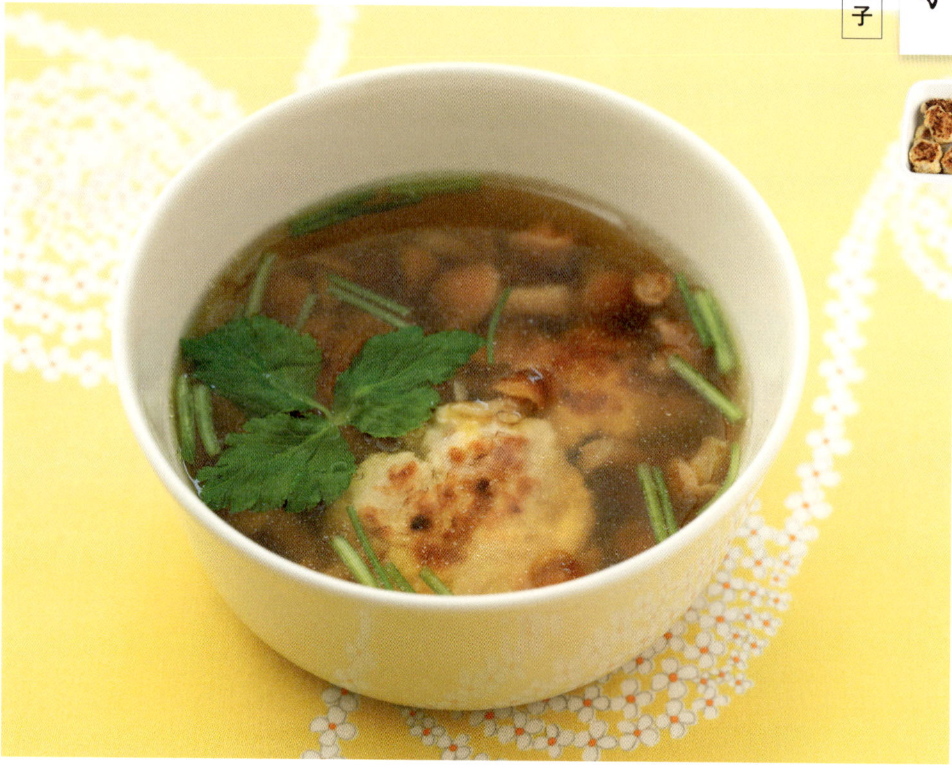

arrange 1

なめこと三つ葉の豆腐団子汁

なめこのとろみで食べやすい汁物。
豆腐団子のほのかな甘味が引き立ちます。

材料／２人分

豆腐団子 ……………………………… ６個
なめこ …………………… １袋（100g）
三つ葉 ………………………………30g
だし ………………………… ３カップ
a ｛しょうゆ・酒 …… 各小さじ１
　 ｛塩 ……………………… 小さじ⅓

1人分103kcal　脂質3.8g　食塩相当量2.0g

作り方

❶三つ葉は２㎝長さに切る。
❷なべにだしを入れて煮立て、なめこを加えて再び煮立ったらａを加え混ぜる。
❸豆腐団子と三つ葉を入れ、ひと煮立ちさせる。

arrange 2

豆腐団子のオイスターソース蒸し煮

オイスターソースでうま味をプラス。
好みで、水どきかたくり粉でとろみをつけるのも美味。

材料／２人分

豆腐団子……………………………10個
白菜………………………… ２枚（200g）
ねぎ…………………………… ½本（50g）
ブロッコリー……………………… ４房
a｛水…………………………… ２カップ
　オイスターソース・酒
　……………………… 各大さじ１
　しょうゆ…………… 小さじ１｝

1人分189kcal　脂質6.6g　食塩相当量2.3g

作り方

❶白菜は１㎝幅に切る。ねぎは斜めに１㎝幅に切る。
❷ブロッコリーはかためにゆで、湯をきる。
❸なべにaを入れて煮立て、白菜を加えてふたをし、しんなりとなるまで煮る。
❹豆腐団子、ねぎ、ブロッコリーを加えて１分ほど加熱する。

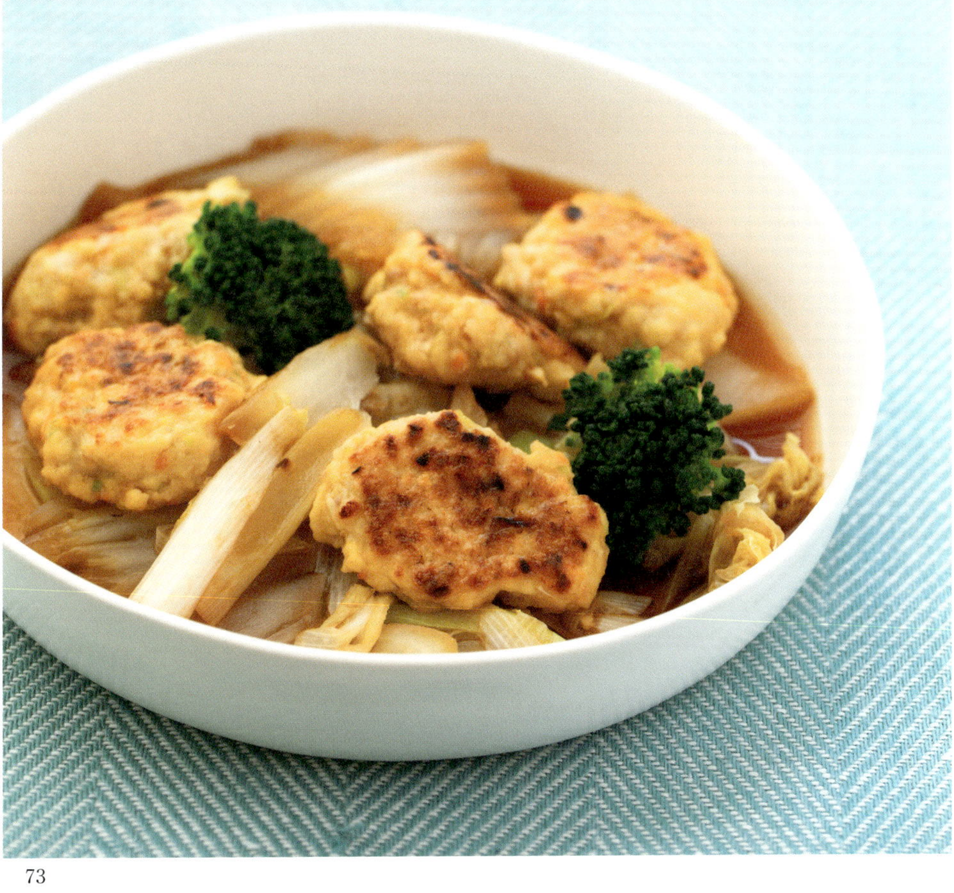

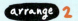

アジ団子（生地）

青背魚は積極的に食べたい素材。「アジっておいしい！」としみじみ感じられる団子です。

Point!

青背魚は鮮度が落ちやすいので、生地をまとめて作っておき、調理するときに団子にするのがベストです。早めに調理してください。

冷蔵で5日※

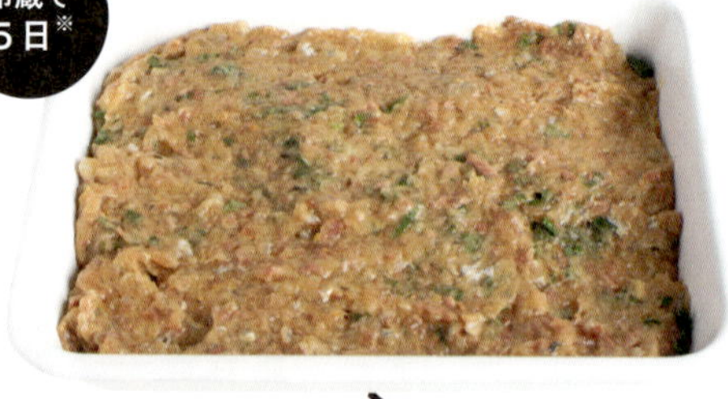

※冷凍の場合は団子にして火を通したものを、密閉できる保存袋に入れて3週間。解凍すると汁けが出るので、冷凍のままだしに入れ、つみれ汁にするのがよい。

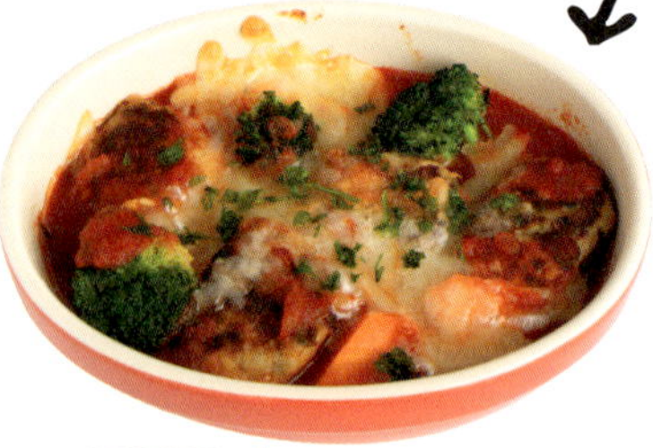

arrange 1

アジ団子のトマトグラタン

（作り方 76 ページ）

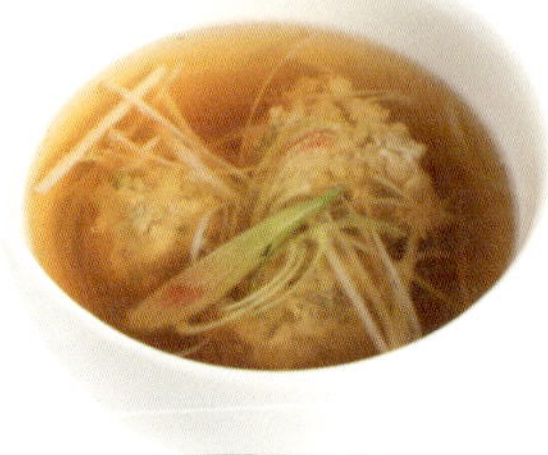

arrange 2

つみれ汁

（作り方 77 ページ）

材料／作りやすい分量（15個分）

- アジ（三枚におろす） ……………… 2尾（200g）
- 塩 ……………… 少量
- 青じそ（みじん切り） ……………… 5枚
- しょうが（すりおろす） ……………… 10g
- 卵 ……………… 1個
- 酒 ……………… 大さじ1
- かたくり粉 ……………… 小さじ2
- みそ ……………… 小さじ1
- 塩 ……………… 小さじ¼

1個分 26kcal　脂質 1.0g　食塩相当量 0.2g

作り方

❶アジは半身を3つずつに切り、塩をふってしばらくおき、汁けをふきとる。

❷フードプロセッサーに入れ、そのほかの材料も加えてなめらかになるまで攪拌《かくはん》する（またはアジを包丁でたたき刻み、粘りけが出たらそのほかの材料を加えて練り混ぜる）。

そのままで

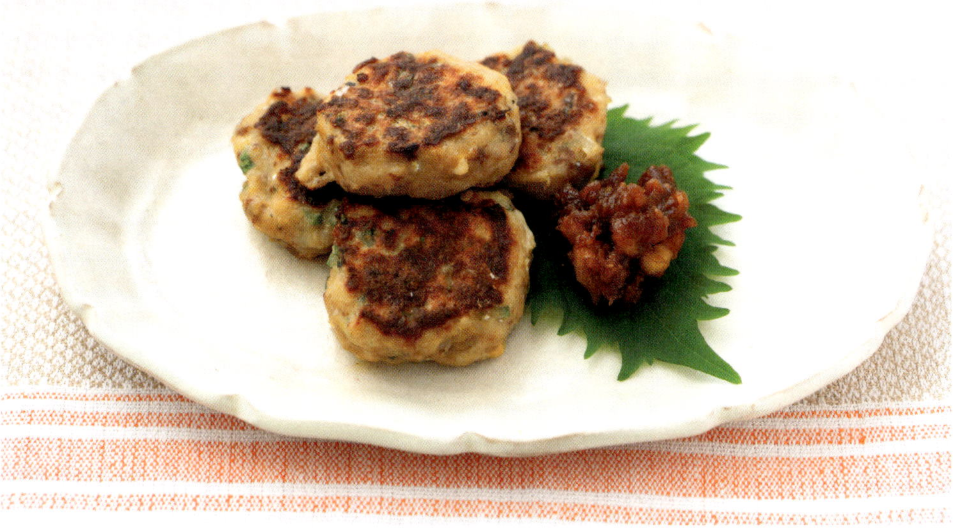

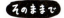

焼きアジ団子　くるみみそ添え

アジ団子は表面を焼いてうま味を閉じ込めます。
好みで、くるみみそをつけて。

材料／２人分

アジ団子の生地 …………………… $\frac{2}{3}$量

※
- みそ ……………………… 大さじ２
- くるみ（みじん切り）…… ３個
- みりん・砂糖 …… 各大さじ１

青じそ ……………………………… ２枚

１人分 149kcal　脂質 6.1g　食塩相当量 1.5g

※くるみみそは作りやすい分量。１人分はこの小さじ１。

作り方

❶アジ団子の生地は10等分して丸める。フライパンにオーブンシートを敷いて並べ入れ、中火で両面を焼いて火を通す。

❷アルミ箔にみそ、くるみ、みりん、砂糖を入れて包み、オーブントースターで焼き色がつくまで焼く（焦がさないように注意する）。

❸器に青じそを敷いてアジ団子を盛る。②を１人分（小さじ１）添える。

・くるみみその残りは、おにぎりに塗ってオーブントースターで焼いたり、ゆで野菜につけて食べたりするとよい。

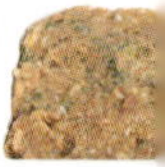

arrange 1

アジ団子のトマトグラタン

和風のアジ団子をトマトとチーズで洋風に。チーズは低脂肪のものを使います。

材料／２人分

アジ団子の生地 …………………… 1/3量
ブロッコリー ……………………… 4房
にんじん ………………………………25g
トマトソース（市販品）
……………………………… 1/2カップ
ピザ用チーズ（低脂肪のもの）
…………………………………………50g
パセリ（みじん切り）………… 少量

1人分 166kcal　脂質 6.8g　食塩相当量 1.4g

作り方

❶アジ団子の生地は4等分または6等分にし、丸めてオーブンシートを敷いたフライパンに並べ入れ、中火で両面を焼いて火を通す。
❷ブロッコリーはゆでて湯をきる。にんじんは一口大の乱切りにしてゆで、湯をきる。
❸耐熱皿に①②を入れてトマトソースをかけ、チーズを散らす。オーブントースターで焼き色がつくまで焼き、パセリをふる。

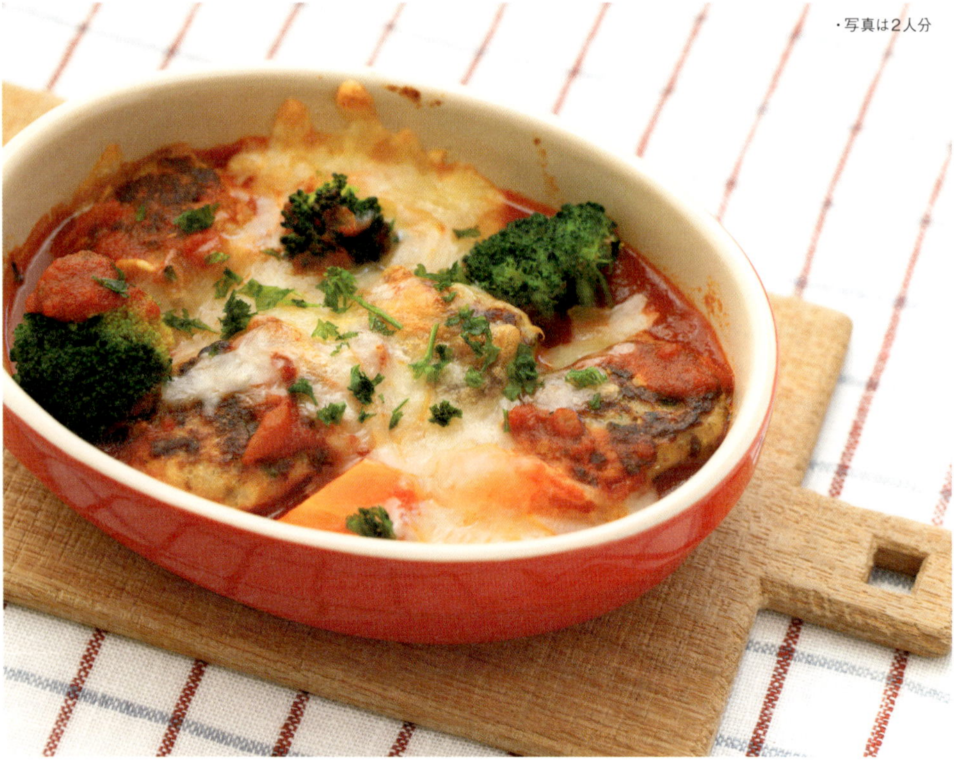

・写真は2人分

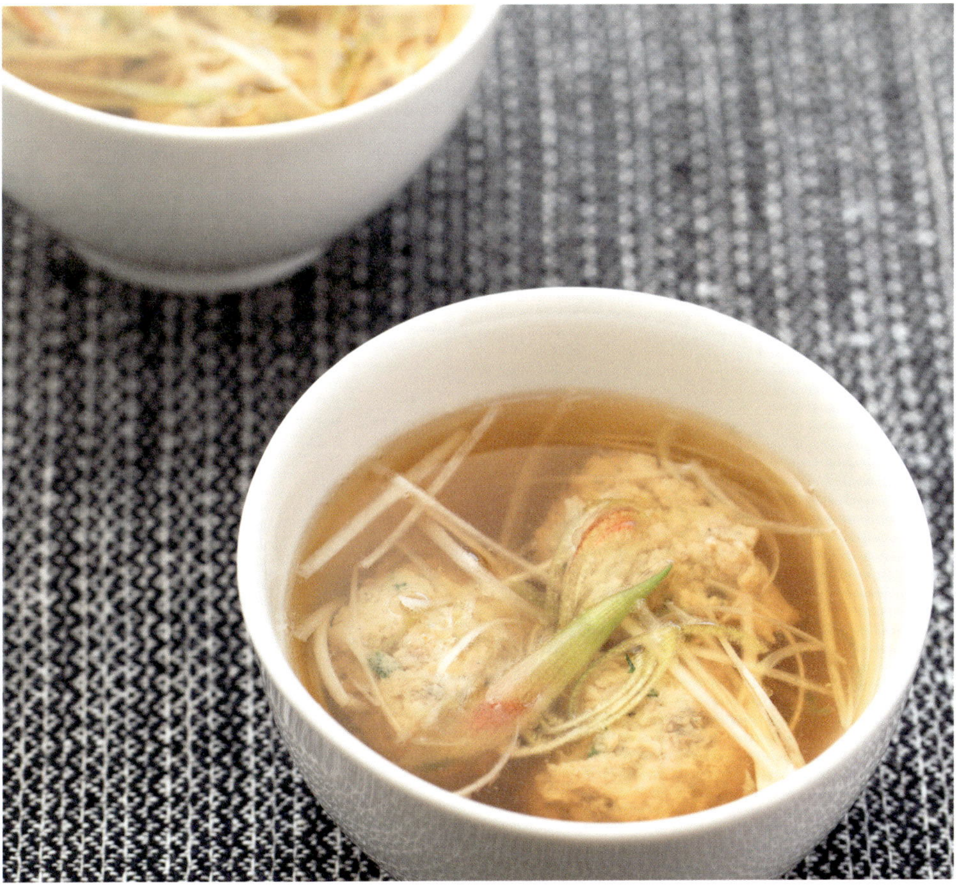

arrange 2

つみれ汁

ふわふわのつみれは、うま味も充分。もう１杯食べたくなる汁物です。

材料／２人分

アジ団子の生地……⅓量
ねぎ……5 cm
みょうが……１個
水……３カップ
こんぶ……10 cm角
a 酒……大さじ１
a しょうゆ……小さじ１
a 塩……小さじ¼

1人分 89kcal　脂質 2.5g　食塩相当量 2.1g

作り方

❶ねぎは白髪ねぎにする。みょうがは薄切りにする。

❷なべに分量の水とこんぶを入れて静かに煮立て、こんぶがもどったらとり出す。

❸アジ団子の生地を⅙量ずつスプーンですくい、②に落とす。

❹団子が浮いてきたら①を加え、しんなりとなったらaを加え混ぜる。

野菜が安心して食べられる
おなかにやさしい野菜の切り方

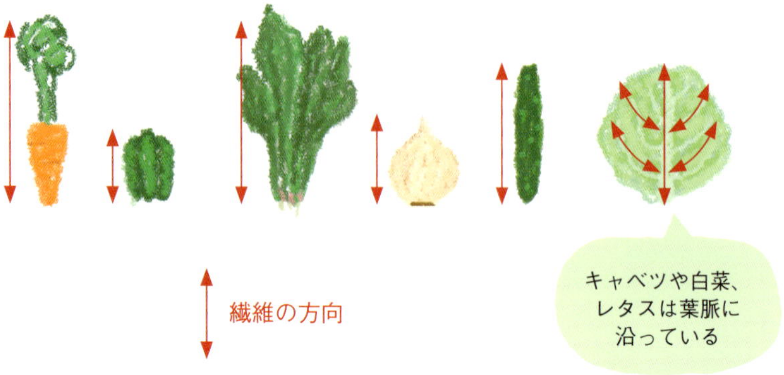
繊維の方向
キャベツや白菜、
レタスは葉脈に
沿っている

野菜は体の調子をととのえる栄養素を含むので、意識して食べたい食品です。

野菜を安心して食べるには、まずかたい皮をむくこと。なすなど、ふだんは皮つきのまま調理する野菜も皮をむきます。きゅうりやトマトなどの皮も、体調によってむくとよいでしょう。体調がよくないときはトマトの種や野菜の茎にも注意します。

野菜をすりおろす、裏ごしする、繊維を断ち切るなどすると、さらに食べやすくなります。野菜の繊維を断ち切るには、繊維の向きに対して直角または斜め切りにします。

繊維を直角に切る

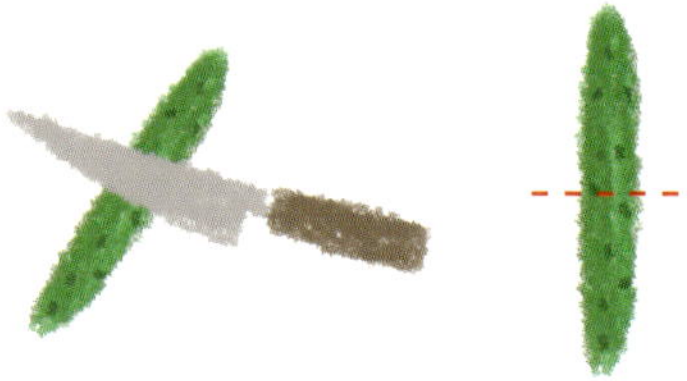

繊維を斜めに切る

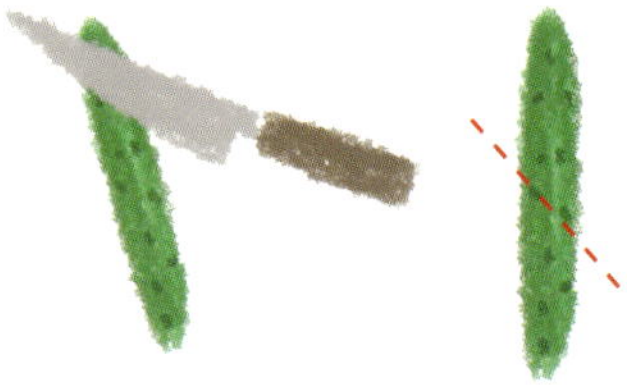

第3章

おなかにやさしい野菜＆芋の作りおき

野菜や芋のかたい繊維は要注意。
消化のよさも考えた作りおきです。

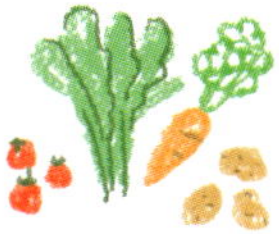

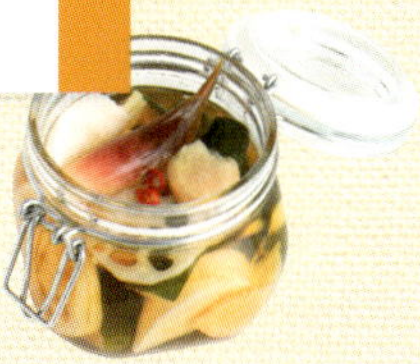
漬ける

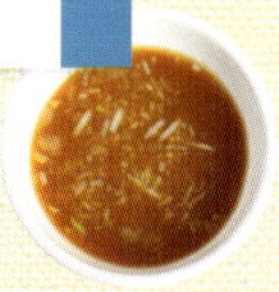
マリネ

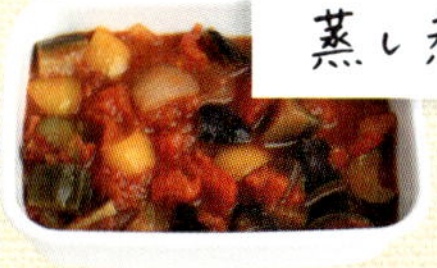
蒸し煮

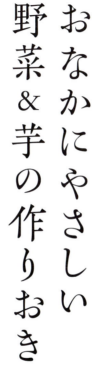

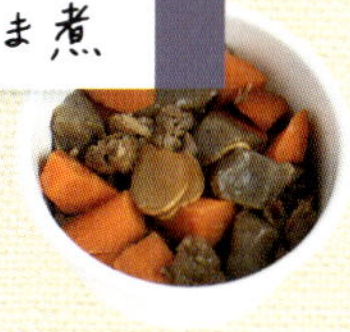
うま煮

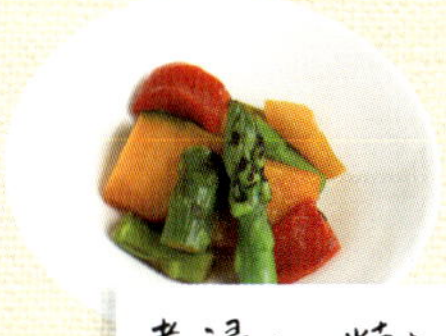
煮浸し　焼き浸し

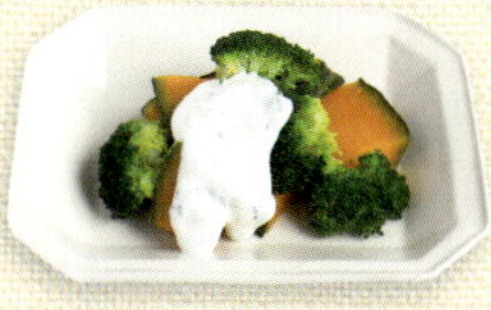
ゆで野菜×
たれ＆ディップ

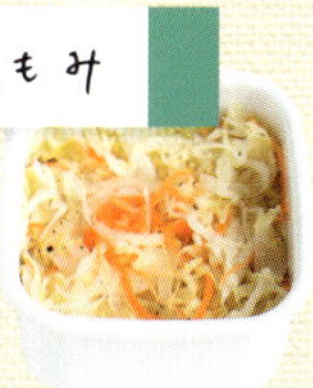
塩もみ

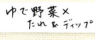

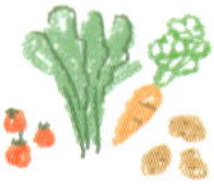

洋風ピクルス

カラフルなピクルス。アスパラ、カリフラワー、ミニトマト、紫玉ねぎで作っても。野菜以外ではうずらの卵も合います。

Point!

ピクルスは、作りたてはサラダ感覚で食べられます。１日たつと野菜の中まで味がしみ込み、１週間おけばしんなりと食感もかわってまた美味。

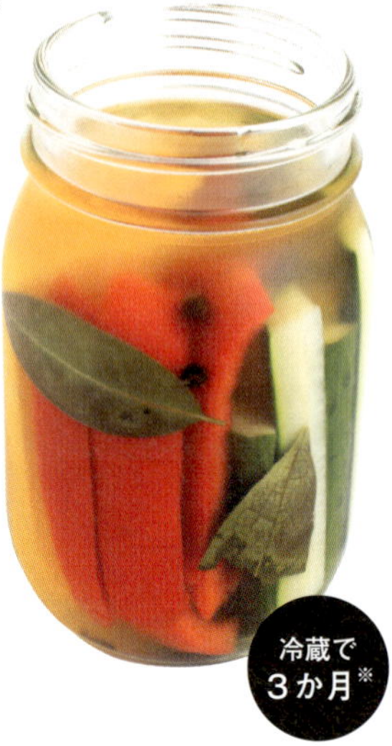

※ピクルスをとり出すときは清潔な菜箸を使う。

材料／作りやすい分量

きゅうり …………………… １本（150g）
パプリカ（赤・黄）…………… 各60g
セロリ ……………………… ½本（60g）
にんじん …………………… ⅓本（40g）
a
- 酢・白ワイン ……… 各½カップ
- 砂糖……………………… 大さじ２
- 塩 ……………………… 小さじ２
- 粒こしょう …………… 小さじ１
- ロリエ ………………………… １枚

全量で130kcal　脂質0.5g　食塩相当量2.9g

作り方

❶粒こしょうは軽くたたいてつぶす。小なべに入れてａのそのほかの材料を加え、ひと煮立ちさせて火を消す。さめるまでおく。

❷パプリカは縦に１cm幅に切る。きゅうり、セロリ、にんじんは長さをパプリカに合わせて切り、セロリは１cm幅に切り、きゅうりとにんじんは１cm角の棒状に切る※。

❸野菜を保存びんに入れ、①を注ぎ入れる。

※野菜はびんの大きさや形に合わせ、切り方をかえてよい。

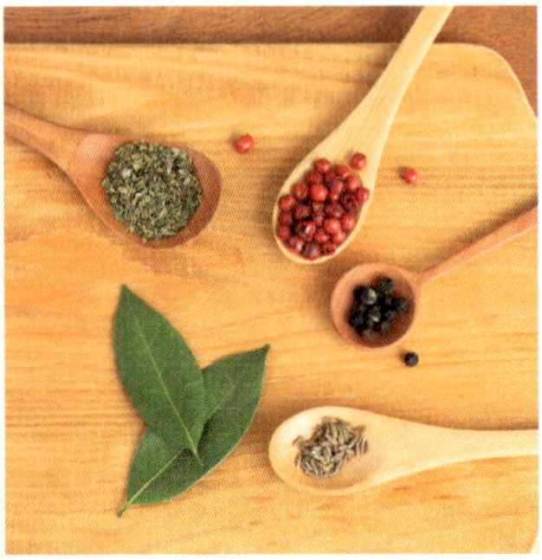

洋風ピクルスの風味づけに向く香辛料。粒こしょうやロリエのほか、オレガノ（イタリア料理に欠かせないシソ科のハーブ）、ピンクペッパー（辛味成分はほとんどない）、クミン（カレーの香り）など。

arrange

洋風ピクルスのポテトサラダ

ピクルスとヨーグルトをマヨネーズのかわりに。すっきりと軽いポテトサラダです。

材料／２人分

じゃが芋 …………………… 2個（270g）
好みの洋風ピクルス ………………40g
プレーンヨーグルト（無脂肪のもの。水きりする）……… 大さじ4※
低脂肪牛乳 …………………… 大さじ2
塩 …………………………………… 小さじ¼

1人分128kcal　脂質0.4g　食塩相当量0.8g

※無脂肪のプレーンヨーグルト大さじ8で作る。

作り方

❶茶こしにヨーグルト大さじ8を入れ、1時間おいて水きりをする（約大さじ4になる）。

❷じゃが芋は一口大に切り、塩少量（分量外）を加えた水に入れてやわらかくなるまでゆで、湯を捨てる。再び火にかけ、なべを揺すって粉吹きにする。火を消し、さめるまでおいてつぶす。

❸ピクルスはあらみじん切りにしてじゃが芋に加え混ぜ、①、牛乳、塩を加えてあえ混ぜる。

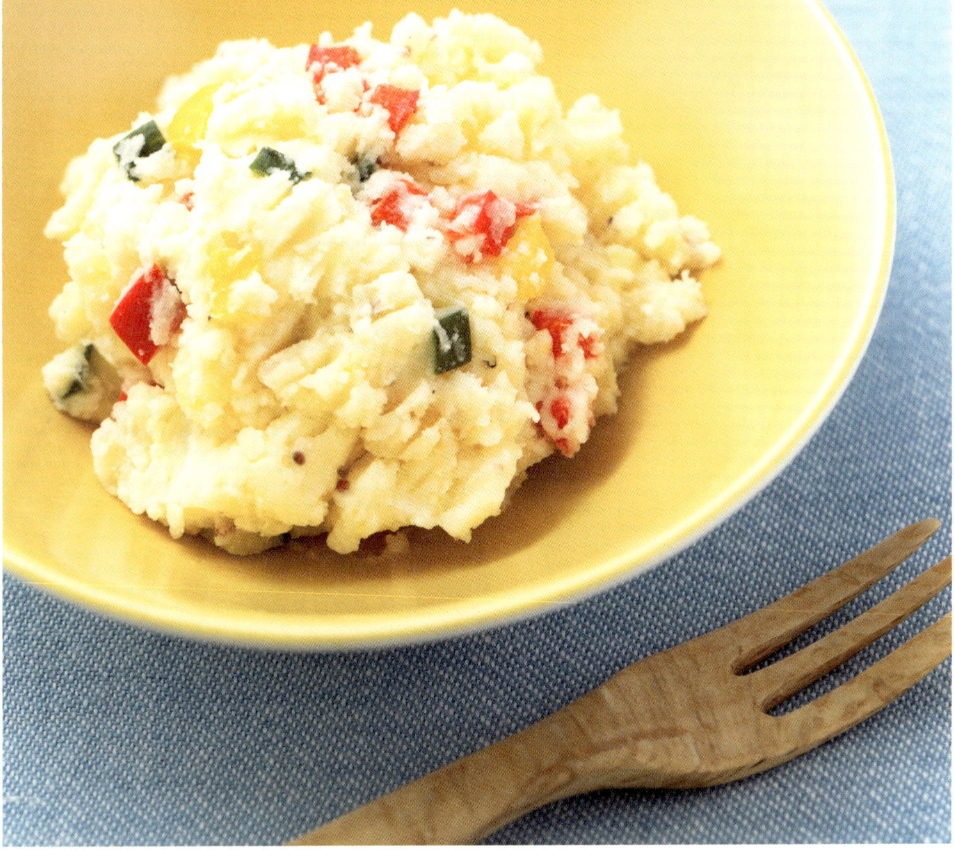

和風ピクルス

にんじん、さやいんげん、大根、ミニトマトなどにも合います。
残り野菜もおしゃれに変身！

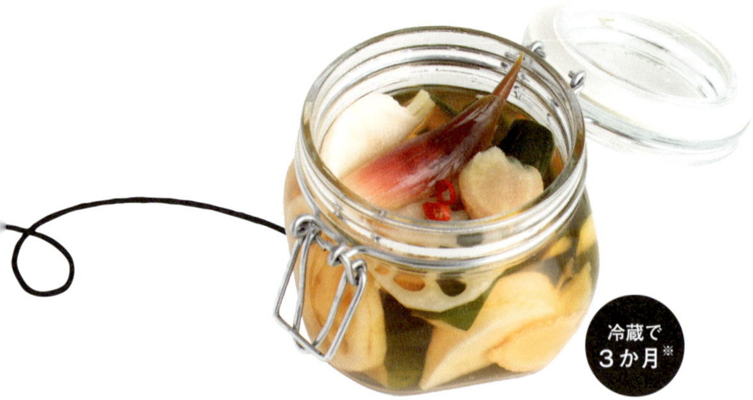

※ピクルスをとり出すときは清潔な菜箸を使う。

材料／作りやすい分量

きゅうり …………………… 1本（150g）
かぶ ……………………… 大1個（100g）
れんこん ……………………………130g
みょうが …………………… 3個（50g）
｛すし酢・水 …………… 各1カップ
　しょうが（薄切り）………… 3枚
　赤とうがらし（輪切り）
　……………………………… ½本分

全量で205kcal　脂質0.5g　食塩相当量3.8g

作り方

❶すし酢と水を混ぜ合わせ、しょうがと赤とうがらしを入れる。

❷きゅうりは5㎝長さに切り、縦4等分にする。かぶは縦に6等分にする。れんこんは2㎜幅の輪切りまたは半月切りにし、さっとゆでて湯をきる。みょうがは縦半分に切る※。

❸野菜を保存びんに入れ、①を注ぎ入れる。

※野菜はびんの大きさや形に合わせ、切り方をかえてよい。

Point!

洋風ピクルス同様に、作りたても、1週間以上おくのもそれぞれ美味。すし酢は甘味も塩分も含まれるので、そのほかの調味料いらずで便利です。

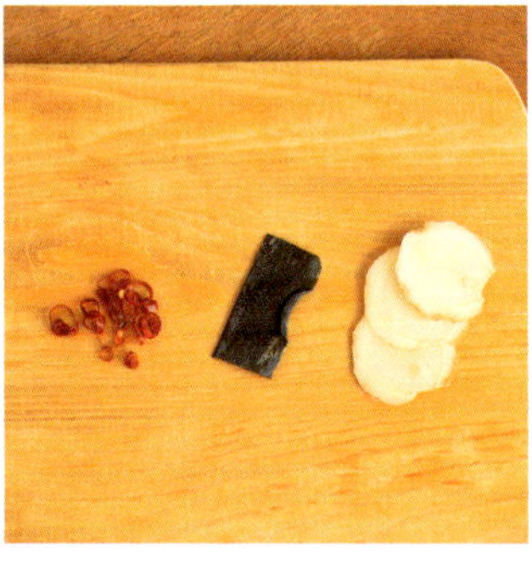

和風ピクルスには、しょうがや赤とうがらしで涼やかな香りとぴりっとした辛味を添えます。こんぶを加えるとさらに和の味わいを醸します。

arrange

野菜ずし

作りおきピクルスがあればすぐにでき上がり。
この手があったか！と思わずうれしくなるアレンジ。

材料／２人分

- 炊きたてのごはん …… 米１合分※
- 和風ピクルス液 ………… 大さじ２

好みの和風ピクルス ……………… 70g
枝豆（ゆでてさやから出す）‥ 20粒
青じそ …………………………………… ５枚

１人分 347kcal　脂質 0.9g　食塩相当量 0.7g

※炊き上がり約 345g。

作り方

❶ごはんはピクルス液を混ぜ、うちわであおいで冷ます。

❷ピクルスは食べやすく切って①に混ぜ合わせ、皿に盛って枝豆を散らす。

❸青じそはせん切りにし、②に天盛りにする。

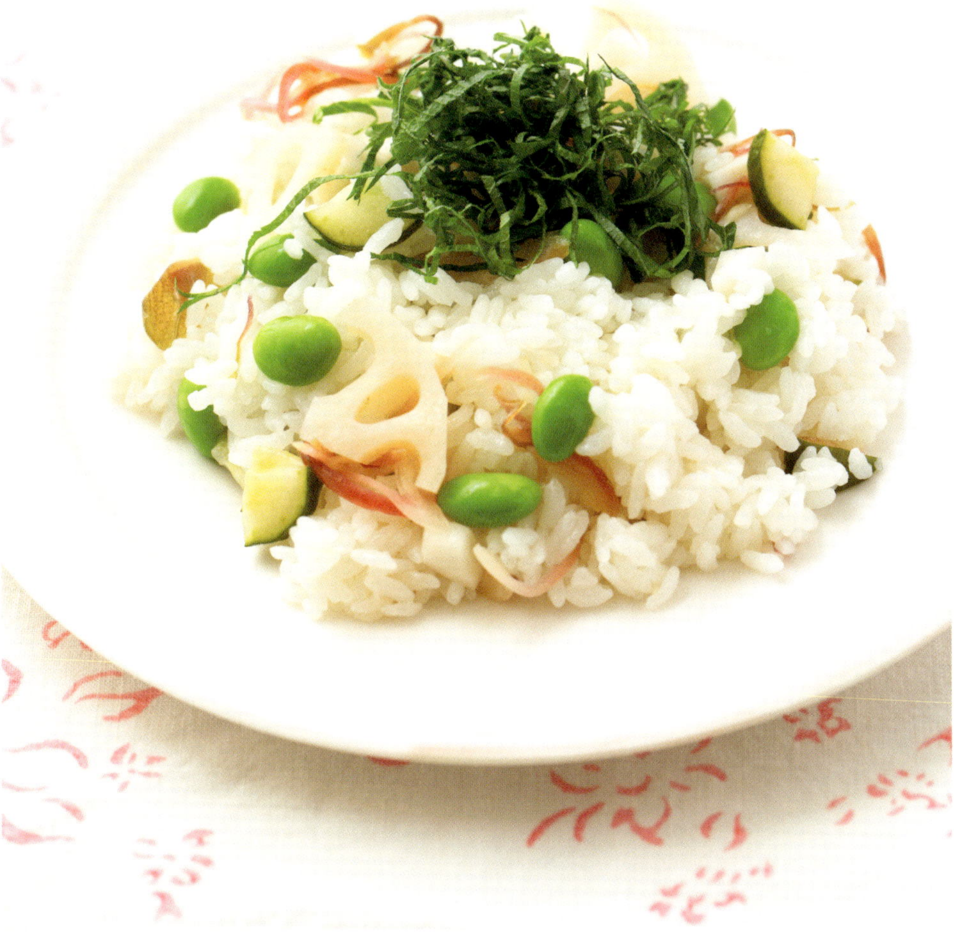

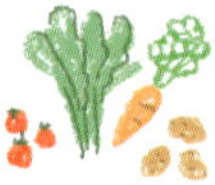

マリネ

しょうゆ味、塩味、甘ずっぱい味。麹をベースにした好みのマリネ液を、好みの野菜にからめて。

甘酒マリネ液

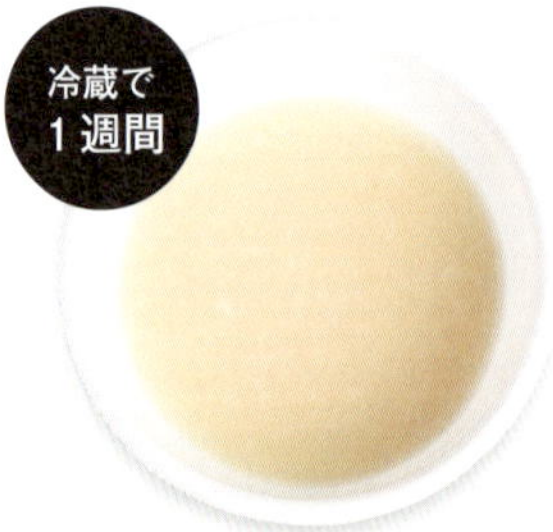

材料／作りやすい分量

甘酒……………………大さじ4
酢………………………大さじ2
塩………………………小さじ1

大さじ1で 19kcal　脂質 0.1g
食塩相当量 0.8g

作り方

小さなボールにすべての材料を入れ、混ぜ合わせる。

Point!

３つのマリネ液とも、麹のとろみで野菜に味がからみやすく、うま味がアップするのが利点です。また、どんな野菜にも合うので、お好みの野菜を組み合わせて味わってください。

塩麹のマリネ液

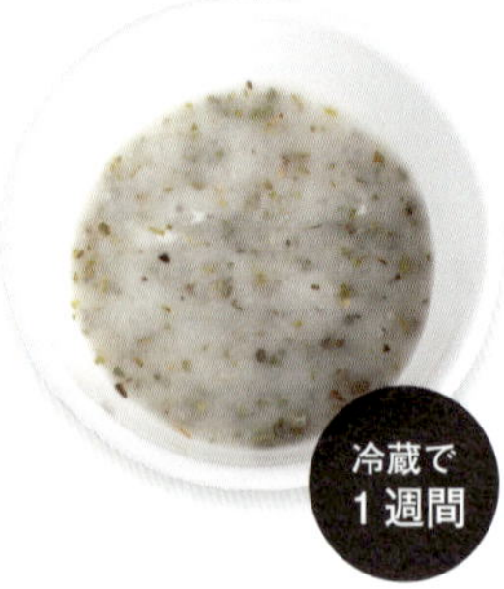

材料／作りやすい分量

酢・レモンの搾り汁・塩麹
……………………各大さじ2
砂糖……………………小さじ2
こしょう………………少量
オレガノ（ホール、乾燥）など好みのハーブ※（あれば）
……………………………適量

大さじ1で 16kcal　脂質 0g
食塩相当量 0.5g

※ほかに、タイムやバジルなども合う。

作り方

小さなボールにすべての材料を入れ、混ぜ合わせる。

中国風甘酒しょうゆマリネ液

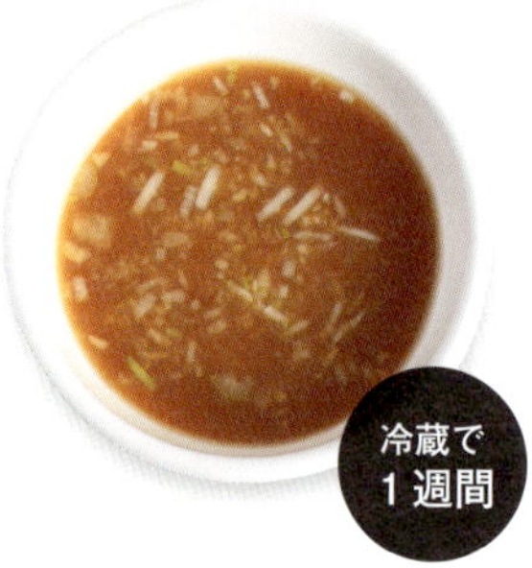

材料／作りやすい分量

ねぎ……………………5㎝
にんにく・しょうが
……………………各小1かけ
甘酒……………………大さじ3
酢………………………大さじ2
しょうゆ………………大さじ1

大さじ1で 19kcal　脂質 0.1g
食塩相当量 0.5g

作り方

ねぎ、にんにく、しょうがはみじん切りにする。すべての材料を混ぜ合わせる。

野菜と鶏ハムの中国風甘酒しょうゆマリネ

にんにくとしょうががほのかにきいたマリネ液で、
なすやねぎがジューシーに。

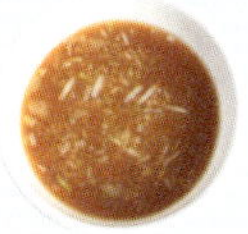

中国風甘酒しょうゆマリネ液
を使って

材料／２人分

なす …………………………… 1個(100g)
ねぎ …………………………… 1本(100g)
グリーンアスパラガス… 2本(80g)
鶏ハム (12 ページ) ……………… 50g
中国風甘酒しょうゆマリネ液
…………………………………大さじ 3
サラダ菜 …………………………… 6枚

1人分 94kcal　脂質 0.7g　食塩相当量 1.0g

作り方

❶ねぎとアスパラはそれぞれ3㎝長さに切る。
❷魚焼きグリルに①となすを並べ入れる。ねぎとアスパラは少し焼き色がつき、しんなりとなるまで焼く。なすは皮が真っ黒に焦げるまで焼き、熱いうちに手で皮をむき、縦に6つに裂いてへたを除き、長さを半分に切る。
❸鶏ハムは3㎜厚さに切る。
❹ボールに②③を合わせ、マリネ液を加えてあえ混ぜ、2時間ほどおく。
❺サラダ菜を敷いた皿に盛る。

冷蔵で
3日

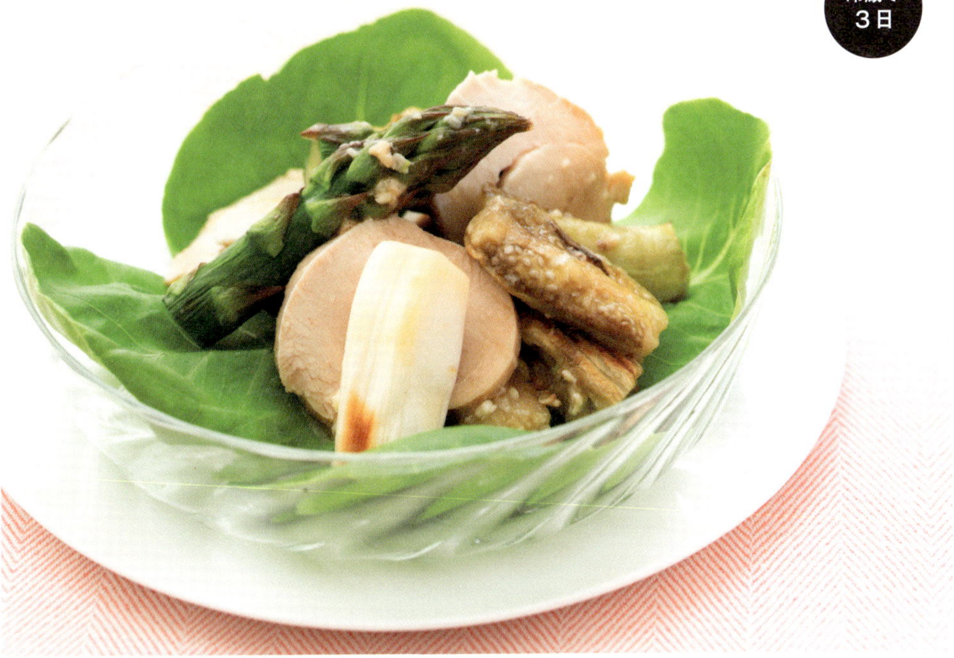

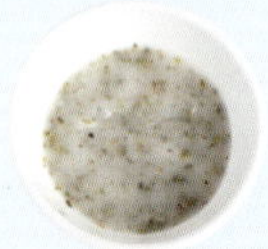
塩麹のマリネ液を使って

野菜とエビの塩麹マリネ

さっぱりとした味わいの塩麹のマリネ液は
魚介類によく合います。

材料／２人分

きゅうり …………………… １本（150g）
セロリ ………………………… ½本（60g）
にんじん …………………… ⅓本（40g）
無頭エビ ……………………… 小 12 尾
塩麹のマリネ液 …………… 大さじ３
イタリアンパセリ ……………… 適量

1人分 123kcal　脂質 0.7g　食塩相当量 1.0g

作り方

❶きゅうり、セロリ、にんじんはそれぞれ３～４㎝長さの細切りにする。
❷エビは背わたを除いて水からゆで、色が赤くかわったらそのままさめるまでおき、殻を除いて厚みを半分に切る。
❸ボールに①②を合わせ、マリネ液を加えてあえ混ぜ、２時間ほどおく。
❹器に盛り、イタリアンパセリを飾る。

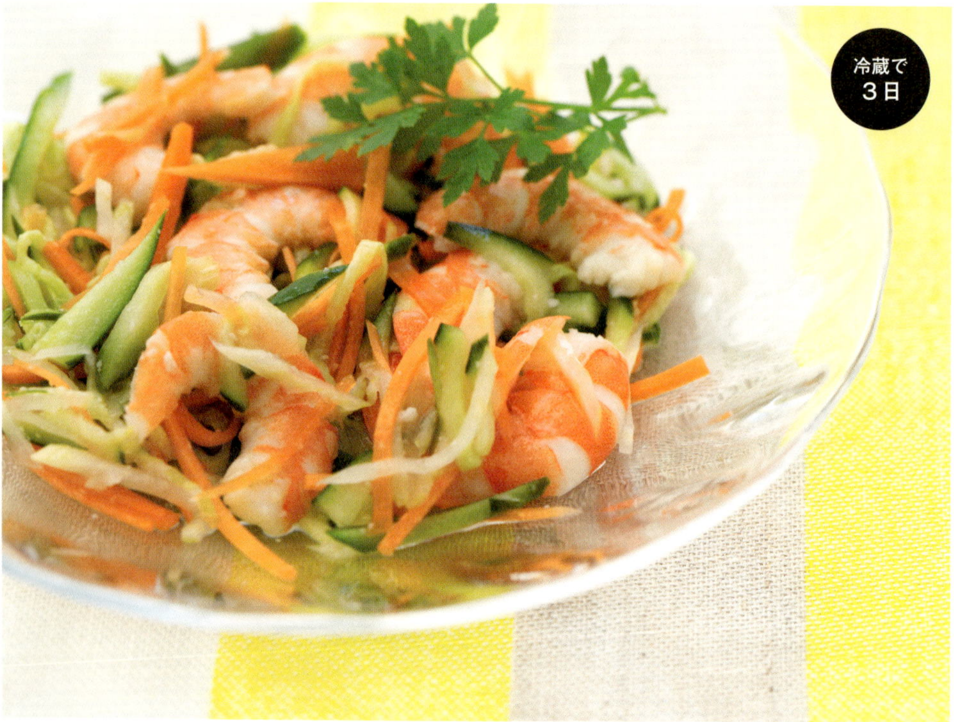

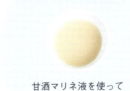

甘酒マリネ液を使って

野菜とスモークサーモンの甘酒マリネ

甘味と酸味が引き立つマリネ。
「また作って！」とリクエストが多い人気メニューです。

材料／２人分

玉ねぎ……………………½個（100g）
パプリカ（赤）……………½個（60g）
ピーマン……………………１個（30g）
スモークサーモン…………………50g
レモン（輪切り）…………………３枚
甘酒マリネ液………………大さじ３
ディル…………………………………適量

1人分 108kcal　脂質 1.7g　食塩相当量 1.6g

作り方

❶玉ねぎ、パプリカ、ピーマンはそれぞれ細切りにする。
❷スモークサーモンは食べやすい大きさに切る。
❸レモンは半月切りにする。
❹ボールに①～③を合わせ、マリネ液を加えてあえ混ぜ、２時間ほどおく。
❺器に盛り、ディルを散らす。

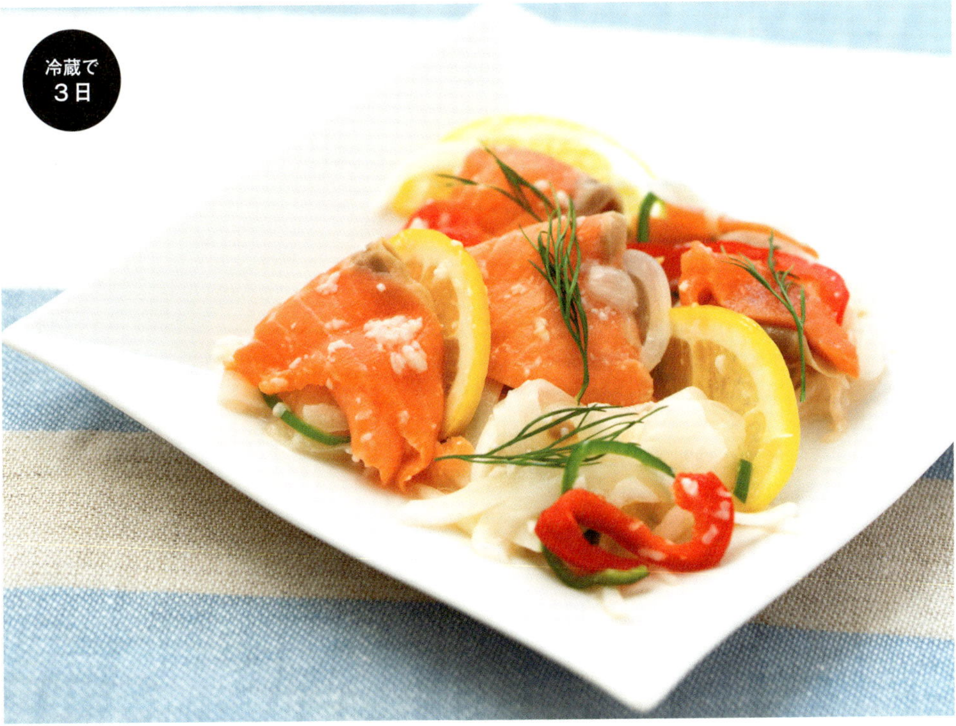

蒸し煮

蒸し煮はノンオイル料理の代表格。弱火～中火で野菜のうま味をじっくり引き出します。

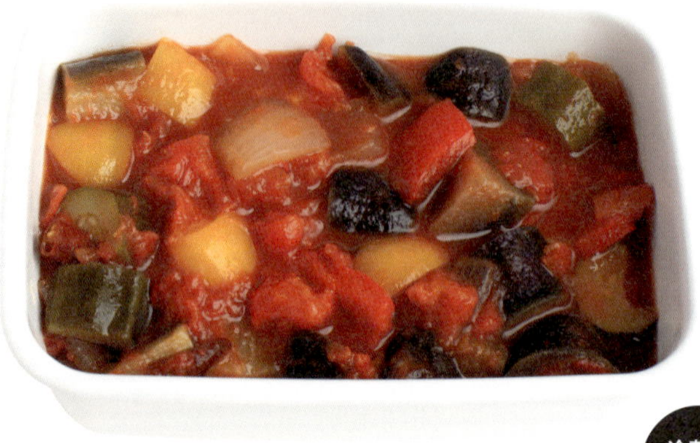

冷蔵で
1週間

ラタトゥイユ

夏の定番野菜料理。温かくても、つめたくしても美味です。

材料／2人分×2回

トマト………………………2個（400g）
なす…………………………2本（200g）
玉ねぎ……………………½個（100g）
ズッキーニ………………½本（80g）
パプリカ（赤・黄）…………各60g
a ｛
固形チキンブイヨン（砕く）……………2個
白ワイン………………大さじ3
にんにく（つぶす）………½個
赤とうがらし（種を除く）……………½本
｝
塩・こしょう…………………各少量

1人分 67kcal　脂質 0.4g　食塩相当量 1.8g

作り方

❶トマトは皮を湯むきし、横半分に切って種を除き、一口大に切る。
❷なすとズッキーニは2㎝角くらいの一口大に切る。玉ねぎとパプリカは2㎝×2㎝に切る。
❸厚手のなべに①と②、aを入れて中火で煮立て、弱火にしてふたをして約20分煮る。
❹塩とこしょうで味をととのえる。

Point!

ゆっくり火にかけて野菜の水分だけで煮込みます。ごはんにかけて温泉卵をのせた「ラタトゥイユ丼」がおすすめ！

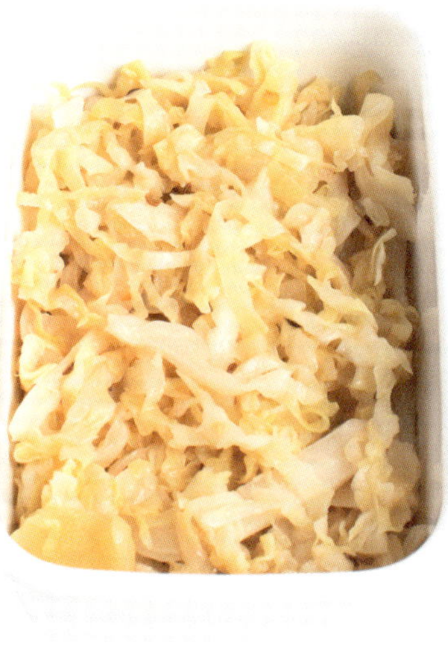

冷蔵で
1週間

キャベツとりんごの蒸し煮

りんごの甘味とレモンの酸味を生かしたザワークラウト風。
肉料理に添えると本格的です。

材料／２人分×２回

キャベツ……………………1/3個（350g）
りんご………………………1/2個（100g）
白ワイン………………………大さじ３
a ロリエ…………………………１枚
a 赤とうがらし（種を除く）……1/3本
a こしょう・キャラウェイシード（あれば）……各少量
酢………………………………大さじ２
レモンの搾り汁……………大さじ１
塩………………………………小さじ1/3
砂糖……………………………少量

１人分 47kcal　脂質 0.2g　食塩相当量 0.4g

作り方

❶キャベツは細く切る。りんごはくし形切りにして皮をむき、横に薄く切る。
❷厚手のなべに①、白ワイン、aを入れて弱火にかけ、しんなりとなるまでふたをして蒸し煮にする。
❸酢とレモン汁を加え混ぜ、塩と砂糖で味をととのえる。

Point!

キャベツは繊維に直角に切ると消化がよくなります。太い葉脈も薄く切ってゆっくり蒸し煮にすればやわらかくなります。

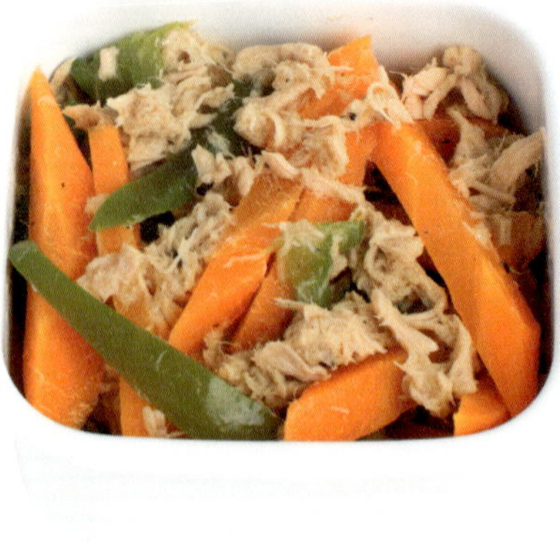

冷蔵で
5日

にんじんとツナの蒸し煮

にんじんの甘味とツナのうま味が好相性。
和風献立にも洋風献立にもなじむ味です。

材料／2人分

にんじん …………………… 1本（120g）
ピーマン ……………………… 2個（60g）
ツナ水煮缶詰め ………… 1缶（70g）
顆粒チキンブイヨン …… 小さじ½
塩・こしょう …………………… 各少量

1人分 55kcal　脂質 0.4g　食塩相当量 1.4g

作り方

❶にんじんは縦半分に切り、斜めに8㎜幅に切る。ピーマンは種を除き、8㎜幅の斜め切りにする。
❷なべに①を入れ、ツナを缶汁ごと加える。ブイヨンを加えてふたをし、にんじんがしんなりとなるまで弱火で蒸し煮にする。
❸塩とこしょうで味をととのえる。

Point!

にんじんとピーマンは斜めに切ると、長さを保ちながら繊維を切ることができます。冷たくしてもおいしいので、お弁当のおかずにもおすすめ。

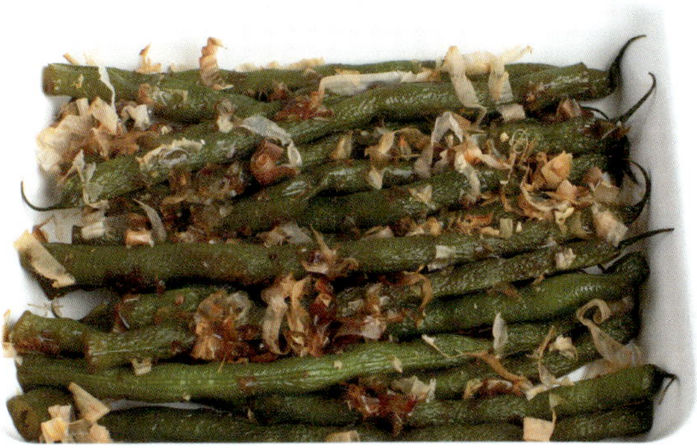

冷蔵で
5日

さやいんげんのくたくた煮

生野菜ばかり食べがちな夏にうれしい一品。つめたくしてどうぞ。

材料／２人分×２回

さやいんげん ……………………200g
しょうゆ・みりん・酒
……………………… 各大さじ１½
水 ……………………………… ½カップ
削りガツオ ……………………………8g

1人分 46kcal　脂質 0.1g　食塩相当量 1.0g

作り方

❶さやいんげんは筋を除く。
❷削りガツオ以外の材料をなべに入れてふたをし、中火でさやいんげんがくたくたになるまで蒸し煮にする。
❸汁けが少なくなったら削りガツオを加え混ぜ、汁けをとばす。

Point!

料理名のとおり、くたくたに煮て味がしみ込んだ、滋味深い蒸し煮です。繊維もやわらかくなり、食べやすくなっています。

煮浸し 焼き浸し

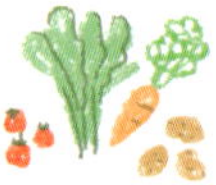

野菜の味わいが堪能できる煮浸しや焼き浸し。
しっかりよく噛《か》んで味わうと、消化もよくなります。

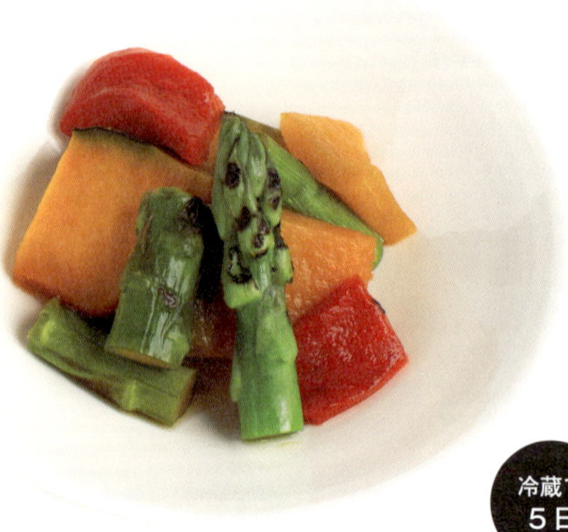

冷蔵で
5日

かぼちゃとパプリカ、アスパラの焼き浸し

焼きたての野菜にめんつゆをからめ、じんわりと味をなじませます。

材料／2人分×2回

かぼちゃ …………………… 皮つき 150g
グリーンアスパラガス
…………………………… 4本（160g）
パプリカ（赤・黄）………… 各 60g
めんつゆ（ストレートタイプ）
…………………………… 1カップ
しょうが（薄切り）………… 3枚

1人分 62kcal　脂質 0.3g　食塩相当量 0.8g

Point!

パプリカは皮を真っ黒に焦がしてから皮をむきます。かぼちゃの皮の消化が心配な場合は除いてください。

作り方

❶バットなどにめんつゆとしょうがを入れる。

❷かぼちゃは1.5cm幅のいちょう切りにし、厚手のキッチンペーパーをぬらして包み、耐熱容器に置いて電子レンジ（500W）で2分加熱する。アスパラは2～3cm長さに切る。

❸②とパプリカを魚焼きグリルに並べ入れ、かぼちゃとアスパラは焼き色がついて火が通るまで焼く。パプリカは皮を真っ黒に焦がして皮をむき、縦3等分にして横に2cm幅に切る。

❹野菜が熱いうちに①に浸す。

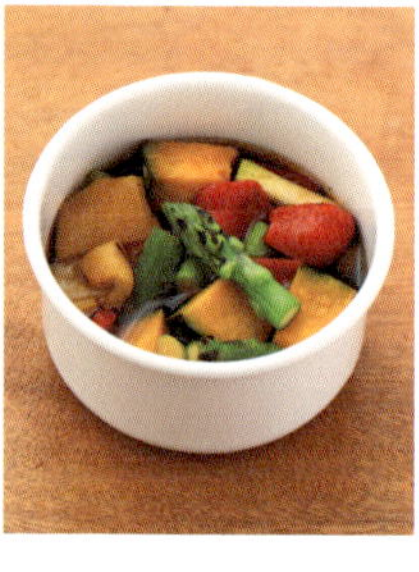

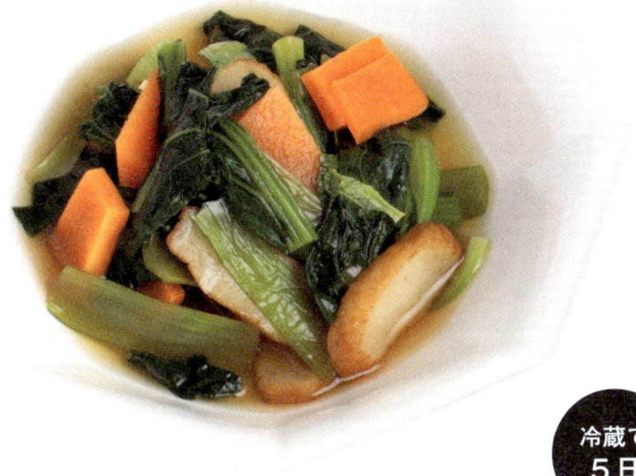

冷蔵で
5日

小松菜とにんじん、さつま揚げの煮浸し

小松菜がたっぷり食べられる煮浸し。さつま揚げを味だしがわりに使います。

材料／２人分×２回

小松菜 ……………………………250g
にんじん …………………………50g
さつま揚げ ……………… 小２枚(46g)
めんつゆ（ストレートタイプ）
…………………………………… 大さじ５

1人分 39kcal　脂質 0.6g　食塩相当量 1.0g

作り方

❶小松菜は４㎝長さに切る。にんじんは３㎝長さの短冊切りに、さつま揚げは熱湯をまわしかけて油抜きをし、５㎜幅に切る。

❷厚手のなべに全材料を入れ、中火で５分ほど煮る（薄手のなべの場合は水½カップを加える）。

Point!

小松菜はアクが少ないので、じかに煮浸しにできるのが便利。にんじんもやわらかくなり、おなかにやさしい野菜料理に。

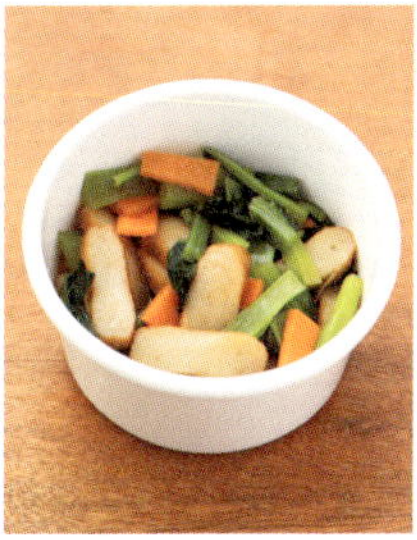

冷蔵で
3日

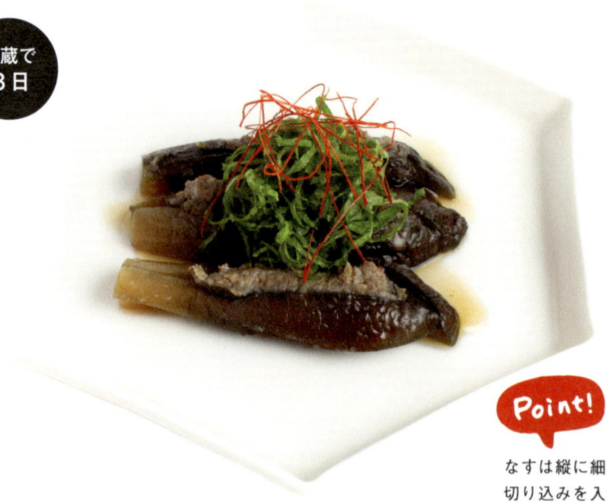

Point!

なすは縦に細く切り、さらに皮に切り込みを入れ、噛みやすくします。盛りつけに青じそをたっぷり添えるといっそう香味豊かです。

なすの韓国風煮浸し

牛肉のうま味が出た煮汁を、なすにしっかり含ませます。

材料／2人分×3回

なす………………………… 3本（210g）

a
- 牛ひき肉………………………50g
- ねぎ（みじん切り）…… 1cm分
- にんにく・しょうが（各すりおろし）……………… 各少量
- しょうゆ・砂糖・酒 ……………………… 各小さじ1

b
- 水……………………… 3カップ
- しょうゆ・みりん ……………………… 各大さじ1
- にんにく（薄切り）……… 3枚
- 赤とうがらし（種を除く） ……………………………… $\frac{1}{2}$本

1人分 40kcal　脂質 1.8g　食塩相当量 0.4g

作り方

❶なすはへたを除いて縦6等分にし、皮に縦に切り目を入れる。

❷ボールにaを入れて練り混ぜ、18等分してなすの切り目にはさむ。

❸なべにbを入れ、なすを並べ入れて弱めの中火でしんなりとなるまで煮る。火を消し、そのまましばらくおいて味を含ませる。

■盛りつけ／1人分

器になすの韓国風煮浸し3本を盛り、青じそ（せん切り）・糸とうがらし（あれば）各適量をのせる。

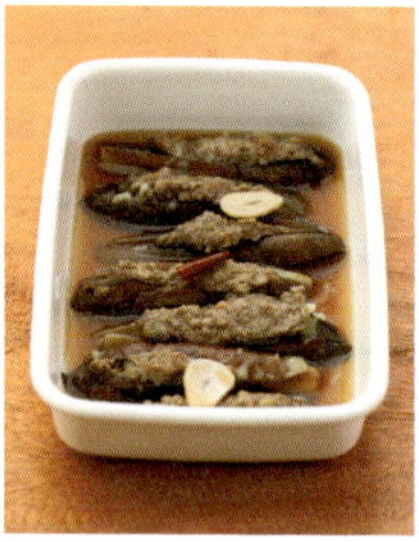

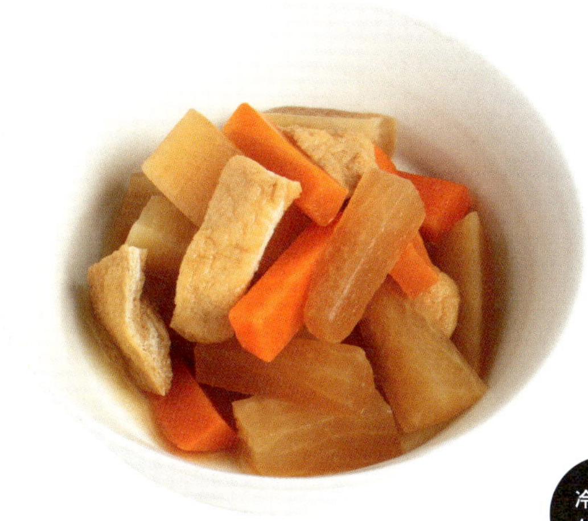

冷蔵で
1週間

大根とにんじん、油揚げの煮浸し

困ったときはこれ！といえるぐらい、身近な素材でさっと作ることができます。

材料／２人分×２回

大根……400g
にんじん……150g
油揚げ……１枚
a
だし……２カップ
しょうゆ……大さじ２
砂糖・酒……各大さじ１
みりん……小さじ１

1人分 97kcal　脂質 3.4g　食塩相当量 1.5g

作り方

❶大根とにんじんは３㎝長さの太めの拍子木切りにする。
❷油揚げは熱湯をかけて油抜きをし、短冊に切る。
❸なべにａを入れて火にかけ、煮立ったら①②を加えて中火で煮汁が少なくなるまで煮る。火を消してしばらくおき、味を含ませる。

Point!

煮汁をしっとり含んだ大根とにんじん。太めに切ったほうがジューシーに煮上がります。

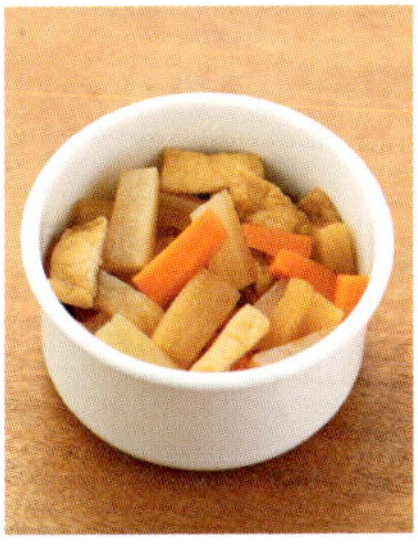

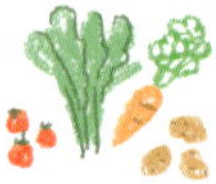

ノンオイルでこくがない分、味がからまるように切ったり、照りをつけたりなどくふうします。

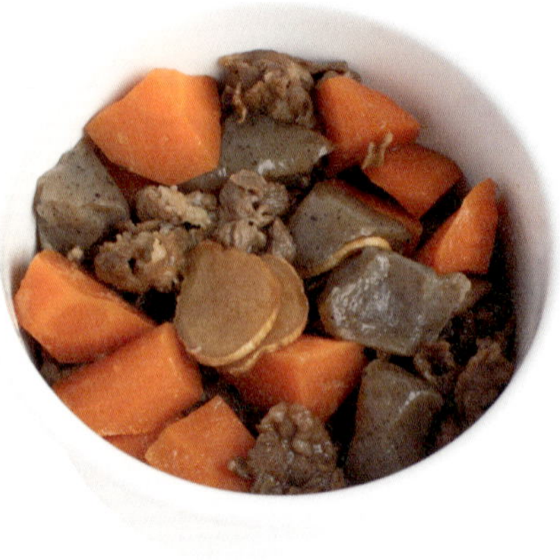

冷蔵で
1週間

にんじんとこんにゃくの甘辛煮

少し甘辛く煮るとこんにゃくにも味がしみて、保存性も高まります。
お弁当にぴったり。

材料／２人分×２回

にんじん……150g
こんにゃく……½枚（100g）
牛もも薄切り肉……70g
しょうが（薄切り）……３枚
だし……½カップ
しょうゆ……大さじ３
砂糖……大さじ２

1人分 79kcal　脂質 2.4g　食塩相当量 2.0g

作り方

❶にんじんは一口大の乱切りにする。こんにゃくはちぎる。牛肉は食べやすい大きさに切る。
❷なべにだしの半量としょうが、牛肉を入れて火にかける。
❸牛肉に火が通ったらいったんとり出し、だしの残りとにんじん、こんにゃく、調味料を加え混ぜて中火で煮る。
❹煮汁が少なくなったら牛肉を戻し入れ、強火でひと煮立ちさせる。

Point!

にんじんは乱切りにして表面積を大きくし、こんにゃくはちぎって断面をでこぼこにして、味のしみ込みをよくしたり、嚙みやすくしたりしています。

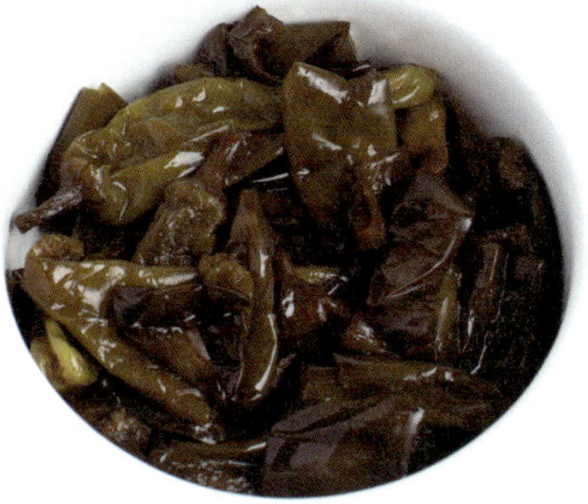

冷蔵で
1週間

ピーマンとししとうがらしのうま煮

野菜のほろ苦さと香り、しっかりした甘辛味で
食欲がないときもごはんが進みます。

材料／２人分×３回

ピーマン …………… 5～6個（180g）
ししとうがらし ………12本（150g）
砂糖・しょうゆ ………… 各大さじ2

1人分 29kcal　脂質 0.2g　食塩相当量 0.9g

作り方

❶ピーマンはへたと種を除き、縦に8つに切る。ししとうはへたのかたい部分を除く。

❷すべての材料をなべに入れてふたをし、中火にかける。ときどきふたをはずしてかき混ぜ、全体がしんなりとなるまで煮る。

❸仕上げにふたをはずし、強火にかけて大きくかき混ぜながら汁けをとばす。

Point!

ピーマンとししとうの水分でやわらかく煮ます。油のこくがないぶん、砂糖としょうゆを煮からめてこっくりとした味わいに。

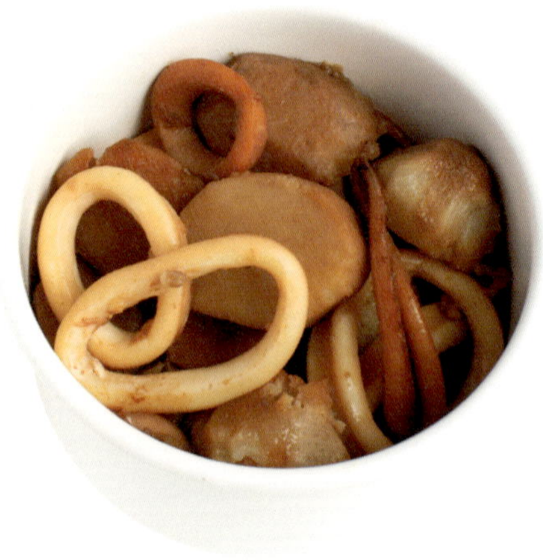

冷蔵で
3日

里芋とイカのうま煮

イカのうま味を煮含めた里芋は、ねっとりとこくのある味わいに。

材料／２人分×２回

里芋……300g
イカ……１ぱい（140g）
a ｛酒・しょうゆ……各大さじ２
みりん……大さじ１½
砂糖……小さじ２
しょうが（薄切り）……１枚｝
水……¼カップ

1人分 110kcal　脂質 0.4g　食塩相当量 1.5g

作り方

❶里芋は２つか３つに切る。
❷イカは胴と足とに分け、胴は１cm幅の輪切りに、足は２〜３本に切り分ける。
❸なべにａを入れて中火にかけ、煮立ったらイカの胴と足を入れる。胴はくるりと丸まったらいったんとり出す。
❹里芋を加え、分量の水を加えて里芋がやわらかくなるまで煮る。汁けが少なくなったらイカの胴を戻し入れ、照りが出るまで煮る。

Point!

だれもが大好きな定番のおかず。イカは体調によって消化が悪い場合もあるので、心配なときは食べる量を減らして様子をみてください。

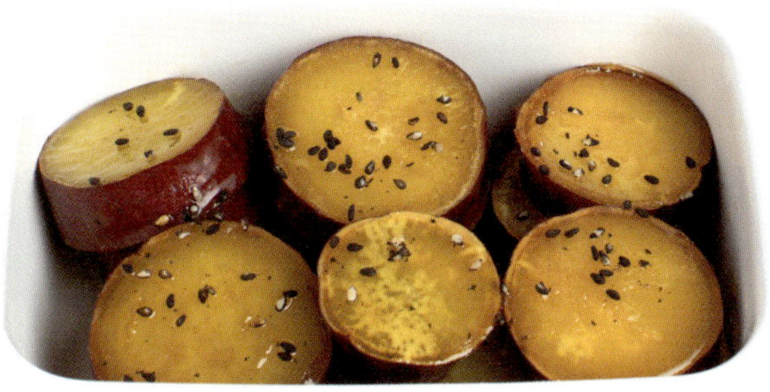

冷蔵で
5日

さつま芋のみつ煮

油で揚げない"大学芋"。油を使わなくても
みりんのとろみでつやよく煮上がります。

材料／2人分×3回

さつま芋 …………………… 皮つき 250g
みりん …………………………… ½カップ
砂糖 ………………………………… 大さじ1
しょうゆ ………………………… 小さじ2
いり黒ごま ……………………… 小さじ2

1人分 113kcal　脂質 0.5g　食塩相当量 0.3g

作り方

❶さつま芋は1cm幅の輪切りにする。
❷厚手のなべにさつま芋、みりん、砂糖、しょうゆを入れて中火にかけ、煮立ったらふたをして5分ほど煮る。
❸さつま芋がやわらかくなったらなべを揺すりながら煮つめる。仕上げにごまをふる。

Point!

油で揚げないので、やわらかな食感に仕上がるのも魅力です。食物繊維が多いので甘味を楽しむくらいにしましょう。体調によっては皮を除いて。好みでレモンの搾り汁を入れるとさっぱりとした味わいになります。

ゆで野菜×たれ＆ディップ

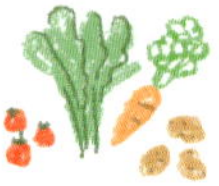

下ゆでした野菜があればすぐに料理に使えて便利。作りおきできるたれやディップがあればさらに時短になります。

ゆで野菜に合うたれ＆ディップは102～103ページ

ゆで野菜

野菜は下ゆでする、または電子レンジ加熱をして保存。

冷蔵で3日

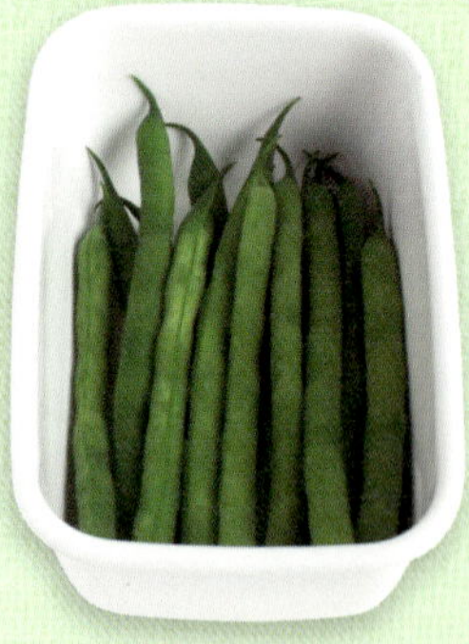

❶さやいんげん

筋を除き、塩少量を加えた湯で色よくゆでてざるにあげ、湯をきる。

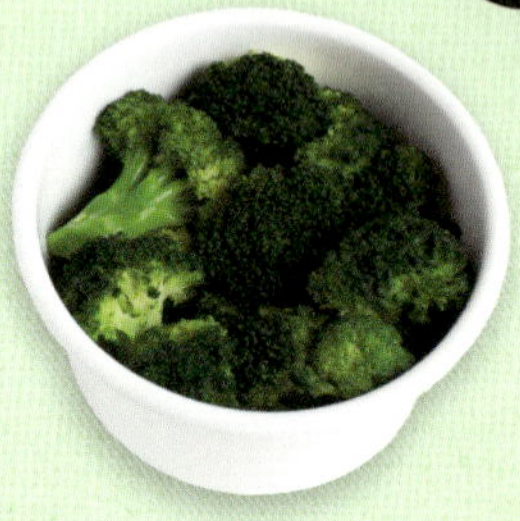

❷ブロッコリー

小房に分け、厚手のキッチンペーパーをぬらして包み、耐熱容器に置いて電子レンジで加熱する※。

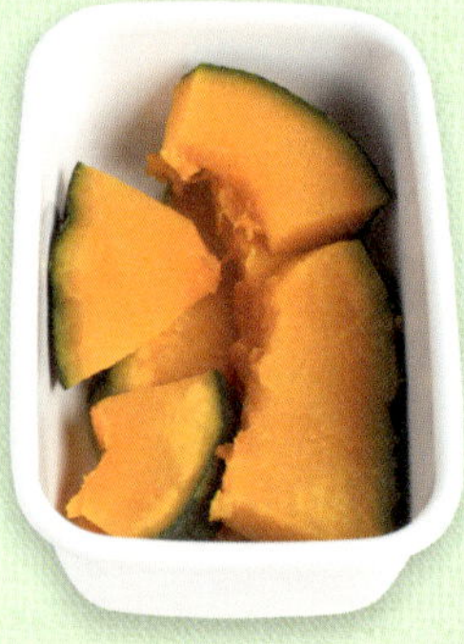

❸かぼちゃ

わたと種を除き、皮つきのまま1㎝厚さのいちょう切りにする。厚手のキッチンペーパーをぬらして包み、耐熱容器に置いて電子レンジで加熱する※。

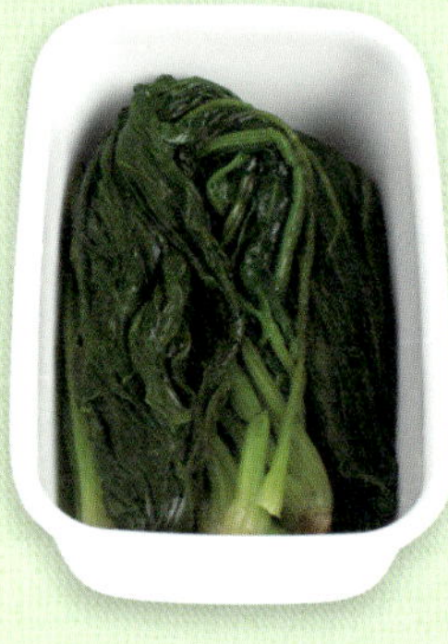

❹ほうれん草

塩少量を加えた湯で色よくゆでて水にとり、水けを絞る。長さを切らずに保存する。

※電子レンジで加熱するときは…

500 Wの場合、野菜100gあたり2～3分を目安に。様子を見ながら少しずつ加熱するとよい。

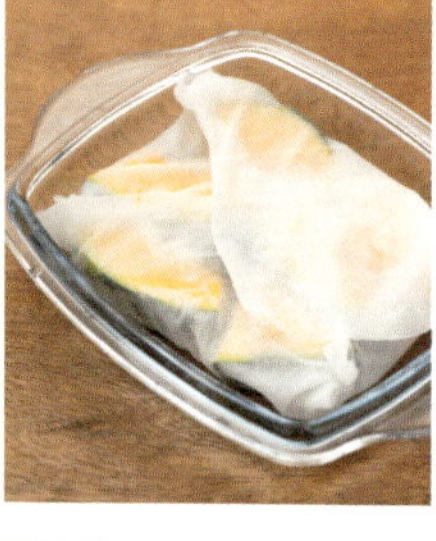

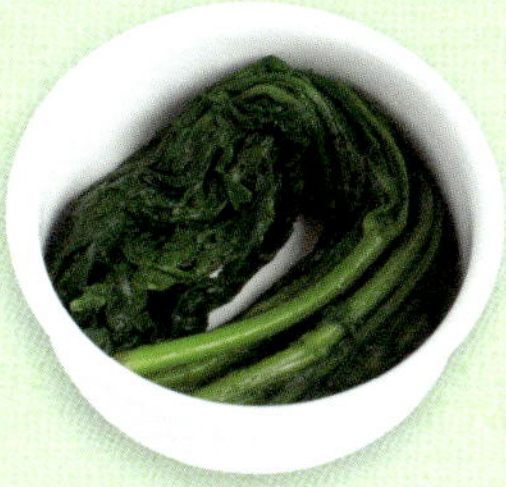

❺春菊

塩少量を加えた湯で色よくゆでて水にとり、水けを絞る。長さを切らずに保存する。

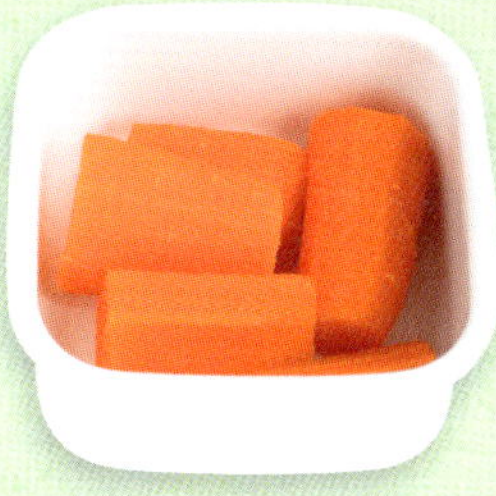

❻にんじん

５㎝長さに切り、太い部分は縦に１㎝厚さに切る。厚手のキッチンペーパーをぬらして包み、耐熱容器に置いて電子レンジで加熱する※。

❼スナップえんどう

筋を除き、塩少量を加えた湯で色よくゆでてざるにあげ、湯をきる。

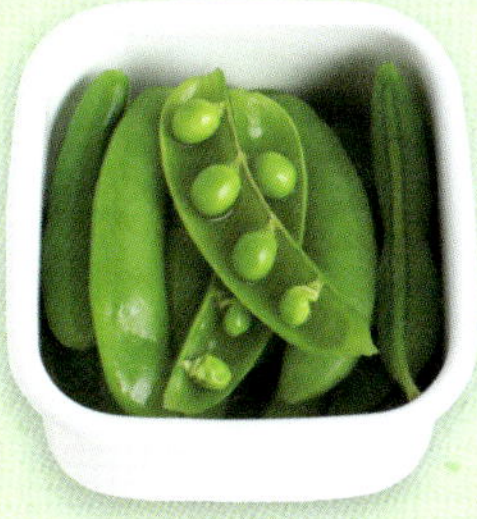

❽グリーンアスパラガス

長さを半分に切り、塩少量を加えた湯で色よくゆでてざるにあげ、湯をきる。

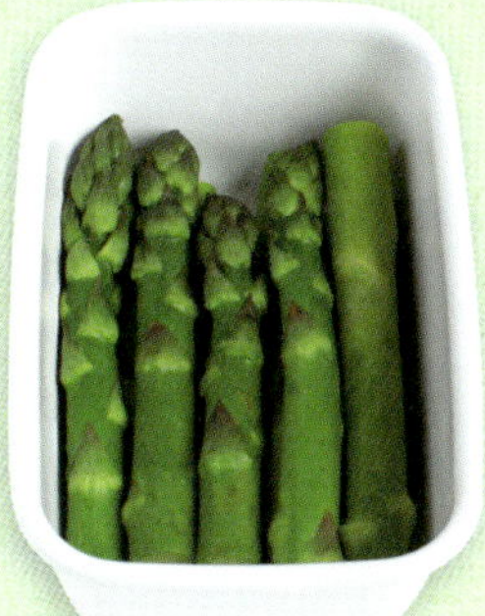

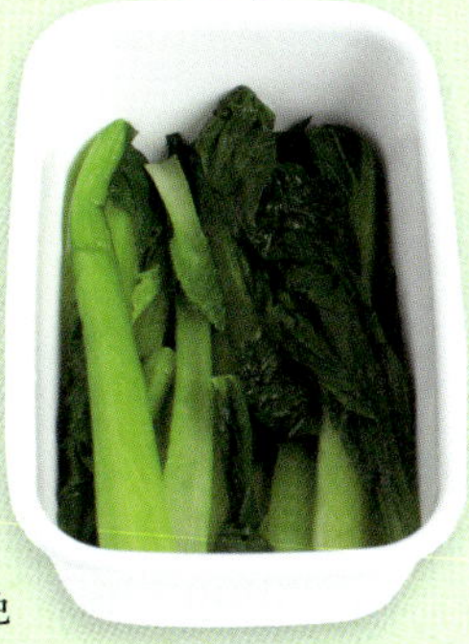

❾小松菜

塩少量を加えた湯で色よくゆでて水にとり、水けを絞る。長さを切らずに保存する。

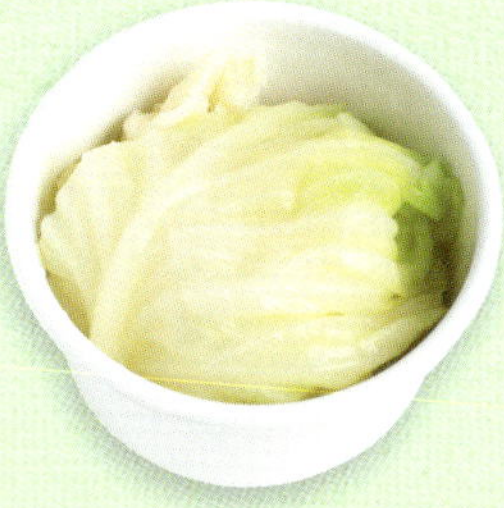

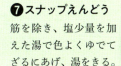

❿キャベツ

葉を１枚ずつはがし、塩少量を加えた湯で色よくゆでてざるにあげ、湯をきる。

たれ&ディップ

手作りならではのノンオイル。ゆで野菜をいろいろ変えて楽しんで。

たれ&ディップといっしょに食べたい野菜は100～101ページ

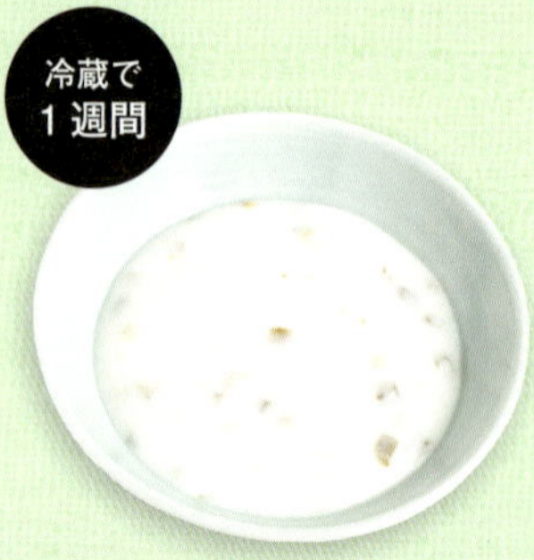

Ⓐヨーグルトタルタルソース

さっぱりとした酸味に低脂肪マヨネーズのこくを組み合わせます。

材料／作りやすい分量

プレーンヨーグルト（無脂肪のもの）……½カップ
玉ねぎ……20g
アメリカンレリッシュ※……大さじ2
にんにく・塩……各少量
低脂肪マヨネーズ……大さじ1

小さじ1で3kcal　脂質0.1g　食塩相当量0.1g

※刻んだきゅうりなどに砂糖と酢などの調味料を加えた洋風の漬け物。洋風ピクルス（80ページ）を刻んだものを代用してもよい。

作り方

❶玉ねぎはみじん切りにする。にんにくはすりおろす。
❷すべての材料を混ぜ合わせる。

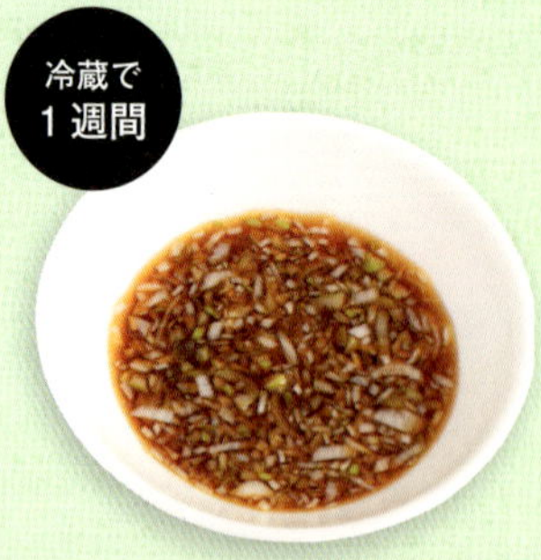

Ⓑ中国風ねぎソース

ねぎ、しょうが、にんにくの香りがきいています。

材料／作りやすい分量

ねぎ……5㎝
にんにく・しょうが…各小1かけ
いり白ごま……小さじ2
しょうゆ・水……各大さじ4
酢……大さじ2
砂糖……大さじ1

小さじ1で3kcal　脂質0.1g　食塩相当量0.3g

作り方

❶ねぎ、にんにく、しょうがはそれぞれみじん切りにする。ごまは手でひねる。
❷すべての材料を混ぜ合わせる。

Ⓒカテージチーズディップ

低脂肪のチーズと牛乳を使って。
さっぱりとした中にも
こくがあります。

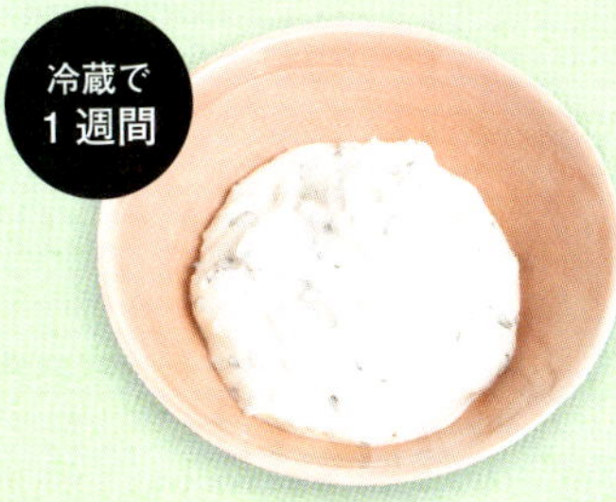

材料／作りやすい分量

カテージチーズ（裏ごしタイプ）……………………100g
低脂肪牛乳（または豆乳）……………………大さじ1
塩麹……………………少量
にんにく……………………小1かけ
イタリアンパセリ……………………2本
バジル……………………2枚

小さじ1で5kcal　脂質0.2g　食塩相当量0.1g

作り方

❶にんにくはすりおろし、イタリアンパセリとバジルはそれぞれみじん切りにする。
❷全材料を混ぜ合わせる。

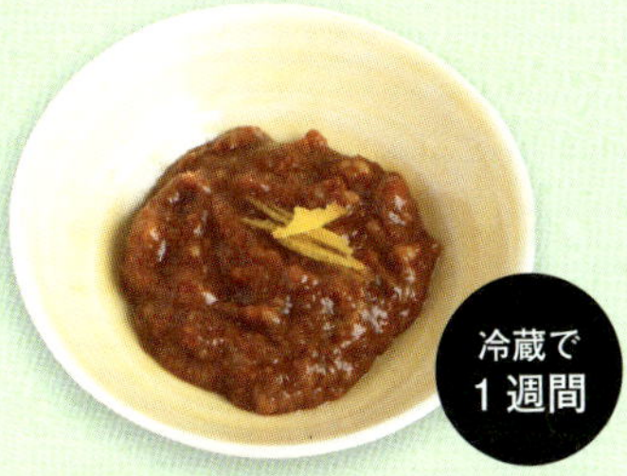

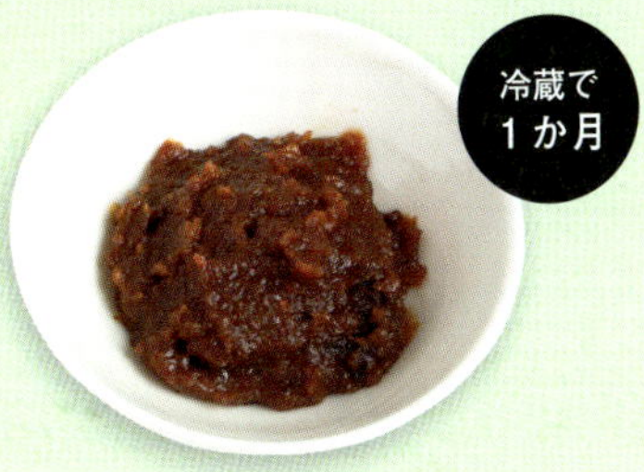

Ⓔゆず風味の甘酒ディップ

甘酒のほのかな甘味と
豊かな香りをとじ込めます。

材料／作りやすい分量

甘酒・みそ……………………各大さじ3
ゆずの搾り汁・ゆずの皮……………………各½個分

小さじ1で8kcal　脂質0.2g　食塩相当量0.3g

作り方

❶ゆずの皮は飾り用に少量をへぎゆずにし、細く切る。残りはすりおろす。
❷飾り用のゆずの皮以外の材料を混ぜ合わせる。ゆずの皮を飾る。

Ⓓにんにくみそディップ

電子レンジ加熱して全材料を
混ぜ合わせ、練りみそ風に。

材料／作りやすい分量

みそ……………………大さじ4
甘酒……………………大さじ5
練り白ごま……………………大さじ1
にんにく（すりおろす）………少量

小さじ1で11kcal　脂質0.4g　食塩相当量0.3g

作り方

❶耐熱容器に全材料を入れ、ラップをふんわりとかけて電子レンジ（500 W）で1分加熱する。
❷ラップをはずしてよくかき混ぜ、再びラップをかけて1分加熱する。さめるまでおく。

arrange

ゆで野菜（100 ～ 101 ページ）とたれ＆ディップ（102 ～ 103 ページ）は組み合わせ自在！その一例をご紹介します

組み合わせ 1

❻にんじん……………………………10g

❽グリーンアスパラガス（にんじんと同じ長さに切る）……12g

Ⓓにんにくみそディップ………小さじ 1

1人分 18kcal　脂質 0.4g　食塩相当量 0.3g

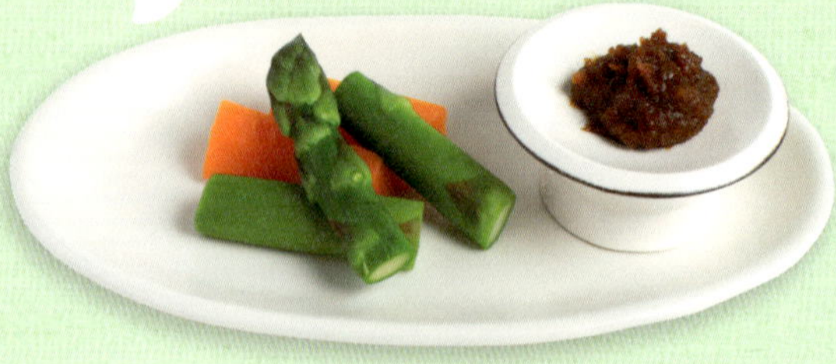

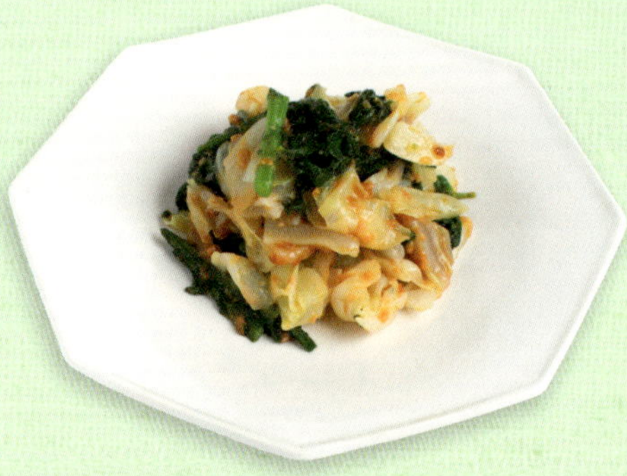

組み合わせ 2

❺春菊（2㎝長さに切る）……………30g

❿キャベツ（細く切る）………………50g

Ⓔゆず風味の甘酒ディップ……小さじ 2

・春菊とキャベツをあわせて甘酒ディップであえ混ぜる。

1人分 32kcal　脂質 0.5g　食塩相当量 0.6g

組み合わせ 3

❷ブロッコリー…………………………50g

❸かぼちゃ………………………………50g

Ⓒカテージチーズディップ……小さじ 1

1人分 66kcal　脂質 0.5g　食塩相当量 0.1g

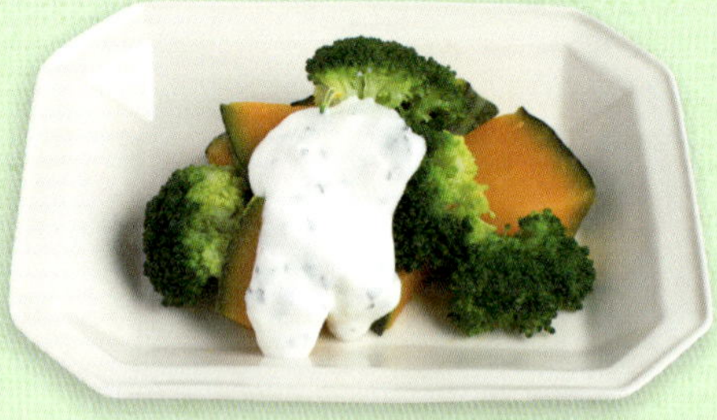

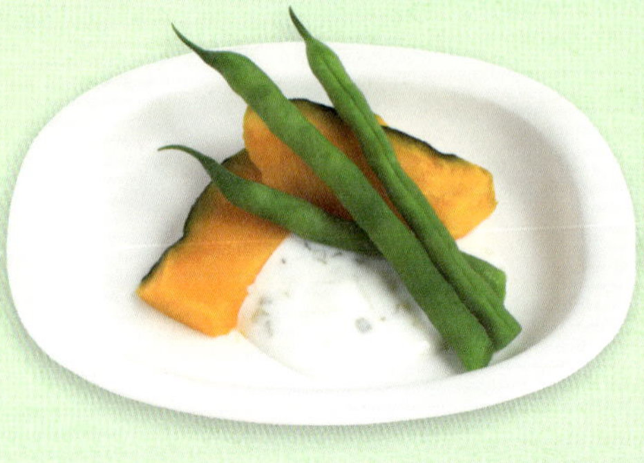

組み合わせ 4

❶さやいんげん…………………………15g

❸かぼちゃ………………………………30g

Ⓐヨーグルトタルタルソース‥小さじ 1 ½

1人分 36kcal　脂質 0.3g　食塩相当量 0.1g

組み合わせ 5

❻にんじん……………………………10g

❾小松菜……………………………35g

Ⓑ中国風ねぎソース…………… 小さじ2

・にんじんは8㎜角に切り、小松菜は1㎝長さに切る。あわせて中国風ねぎソースであえ混ぜる。

1人分 16kcal　脂質 0.1g　食塩相当量 0.6g

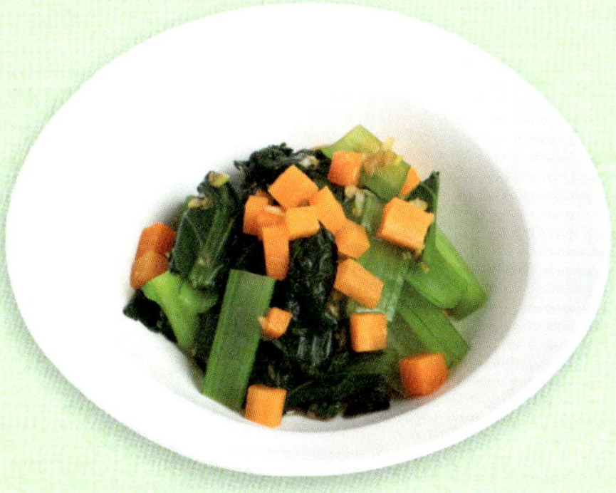

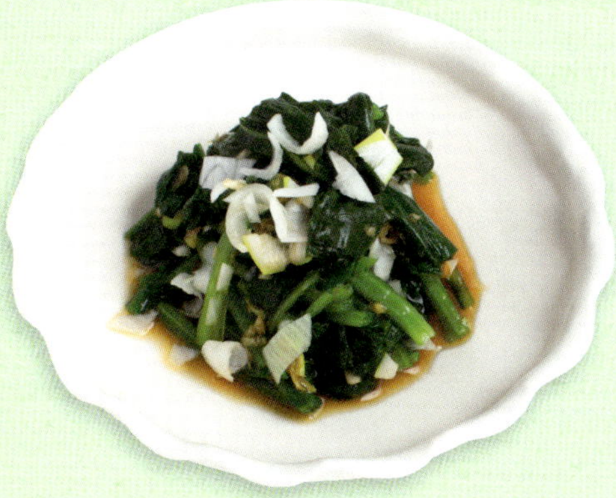

組み合わせ 6

❹ほうれん草……………………………60g

❺春菊……………………………………45g

Ⓑ中国風ねぎソース…………… 小さじ1

・ほうれん草と春菊はそれぞれ1㎝長さに切り、あわせて中国風ねぎソースであえ混ぜる。

1人分 24kcal　脂質 0.5g　食塩相当量 0.3g

組み合わせ 7

❽グリーンアスパラガス…………… 60g

Ⓔゆず風味の甘酒ディップ…… 小さじ1

1人分 15kcal　脂質 0.2g　食塩相当量 0.3g

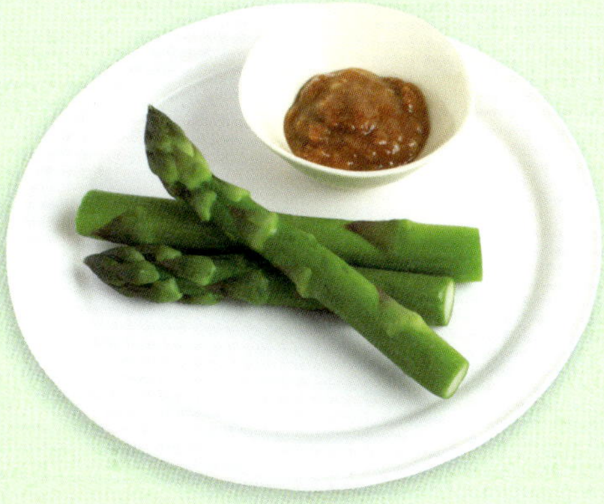

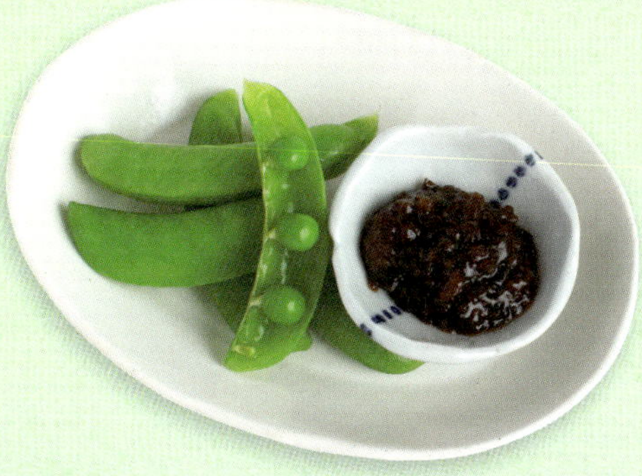

組み合わせ 8

❼スナップえんどう…………………30g

Ⓓにんにくみそディップ……… 小さじ1

1人分 24kcal　脂質 0.4g　食塩相当量 0.3g

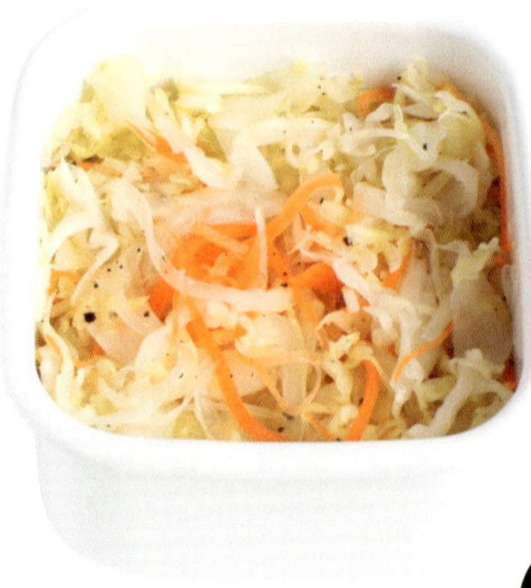

コールスロー

はちみつで甘味と風味をプラス。
ノンオイルでさっぱりと食べられます。

冷蔵で
3日

コールスロー

材料／作りやすい分量※

キャベツ …………………… $\frac{1}{6}$個（200g）
玉ねぎ ………………………… $\frac{1}{4}$個（50g）
にんじん …………………… $\frac{1}{4}$本（30g）
塩 ……………………………… 小さじ$\frac{1}{2}$
a ｛ 酢 ………………………… 大さじ１
　　はちみつ ……………… 小さじ１
　　こしょう ……………………… 少量

全量で102kcal　脂質0.5g　食塩相当量2.4g

※でき上がり約１$\frac{1}{2}$カップ

作り方

❶キャベツ、玉ねぎ、にんじんはそれぞれせん切りにする。ボールに合わせ入れて塩をふり、もんでしんなりとさせる。

❷汁けを絞り、ａを加えてあえ混ぜる。

Point!

少ない塩できゅっきゅともんでしんなりとさせます。さっと湯に通してもＯＫ。消化が気になる人は野菜を繊維に直角に切るようにします。

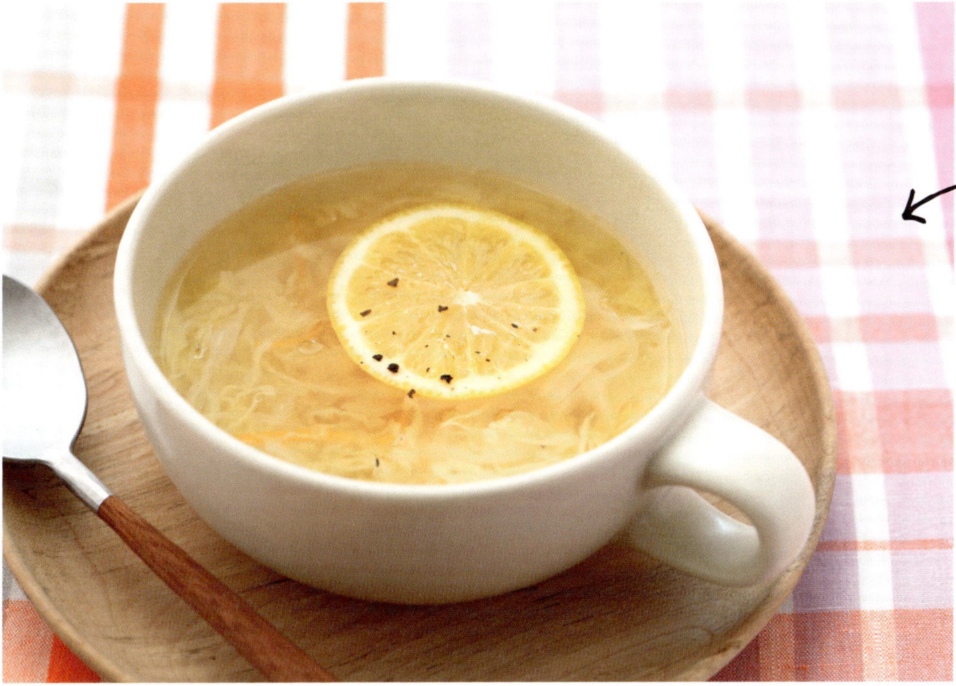

arrange

コールスローのスープ

コールスローをやわらかく煮て野菜の甘味を引き出し、レモンの酸味と香りをきかせます。

材料／２人分

コールスロー……… 1カップ（80g）
水……………………………… 3カップ
固形チキンブイヨン…………… ½個
塩・こしょう………………… 各少量
レモン（薄切り）……………… 2枚

1人分 18kcal　脂質 0.1g　食塩相当量 1.9g

作り方

❶なべに水とブイヨンを入れて煮立て、中火にしてコールスローを入れてやわらかくなるまで煮る。
❷塩とこしょうで味をととのえ、器に盛ってレモンを浮かべる。

キャロットラペ

塩もみするとオレンジ色が鮮やかに。明るい色みが食卓をにぎやかにしてくれます。

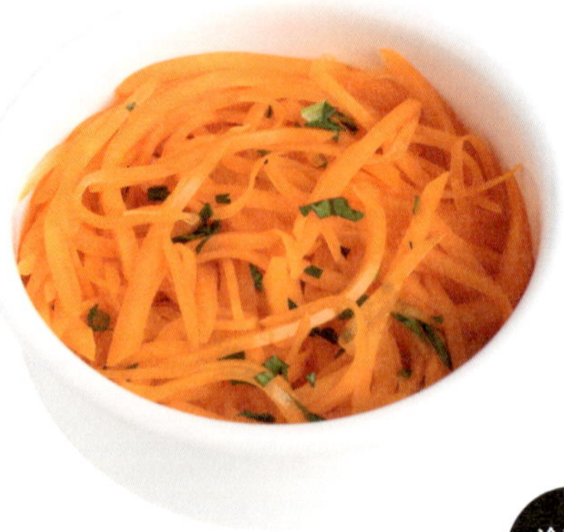

冷蔵で
1週間

キャロットラペ

材料／作りやすい分量※

にんじん …………………… 1本（120g）
塩 …………………………………… 少量
a ｛はちみつ・レモンの搾り汁 ……………………… 各大さじ1
　 酢 ………………………… 小さじ1
イタリアンパセリ ……………… 3本

全量で 110kcal　脂質 0.1g　食塩相当量 1.0g

※でき上がり1カップ弱

作り方

❶にんじんは斜めに2～3㎜幅に切り、さらに縦に2～3㎜幅に切る（太めのせん切りにできるスライサーで削ると、味のしみ込みがよくなる）。

❷塩をふってもみ、しんなりとさせる。汁けを絞り、aを加えてあえ混ぜる。

❸イタリアンパセリはみじん切りにし、②に加え混ぜる。

Point!

にんじんは繊維を切って食べやすくします。せん切りは太めのほうが噛みやすく、スライサーで削れば切り口がぎざぎざになって味がからみやすくなります。

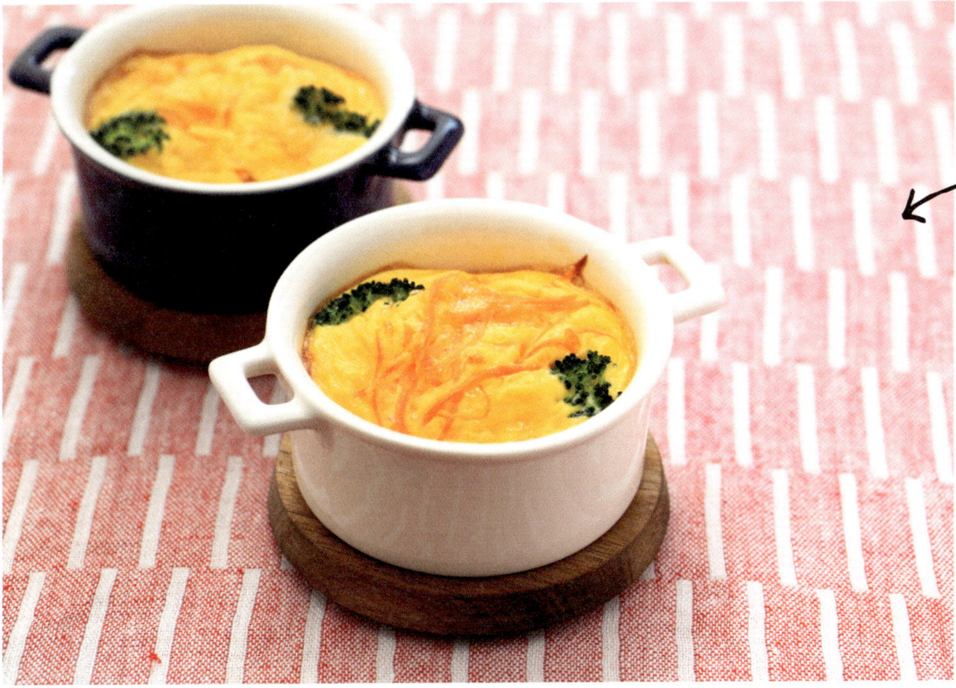

arrange

キャロットラペのココット

ココット皿で焼いて手軽に。牛乳の代わりに豆乳を使います。

材料／２人分※

キャロットラペ ……………………30g

ブロッコリー ……… 小房4個（40g）

鶏ハム（作り方12ページ）……20g

卵 ……………………………………3個

豆乳（成分無調整）…… ¼カップ

塩・こしょう ……………… 各少量

ピザ用チーズ（低脂肪のもの）

……………………………… 大さじ3

1人分199kcal　脂質11.3g　食塩相当量1.5g

※直径10cmの丸型容器2個分

作り方

❶ボールに卵を割りほぐし、豆乳と塩、こしょうを加え混ぜる。

❷ブロッコリーは色よくゆでて湯をきる。鶏ハムは1cm×1cmくらいの大きさに切る。

❸耐熱容器2個にキャロットラペ、ブロッコリー、鶏ハムを等分に入れ、①を等分に流し入れる。

❹チーズを散らし、200℃のオーブンで20分焼く。

味わいがさらにアップ

あると便利な食品

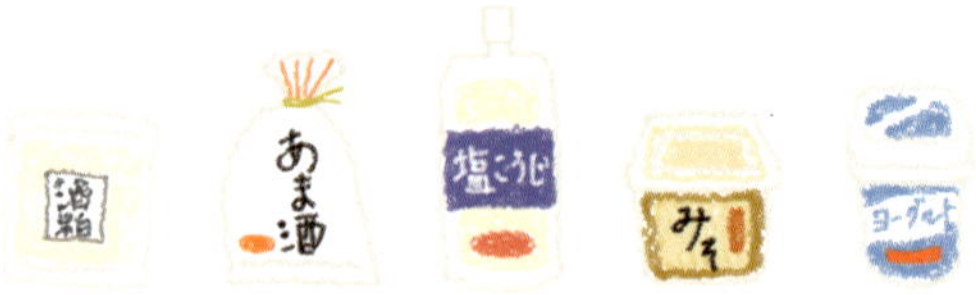

ノンオイル料理に…

低脂肪の素材を選び、さらにノンオイルで調理すると、でき上がりがパサついたりかたくなったりしがちです。

それを防ぐ方法の一つに、日本の食卓におなじみの酒粕、塩麹《こうじ》、甘酒、みそ、ヨーグルトなどの発酵食品があります。これらの発酵食品を肉や魚にからめると、うま味を増すのはもちろんのこと、身をやわらかくしたり、しっとり仕上げたりする効果があります。

火加減は弱火〜中火で。強火だと素材の水分がとんでしまいます。水どきかたくり粉でとろみをつけることも、つやよく仕上げるコツです。

中国風料理には…

本書でご紹介したノンオイルの中国風料理で、風味づけに「にんにく・しょうが」の各みじん切りを使いました。これらのかわりに「にんにくとしょうがの酒漬け」少量を使うと、驚くほど本格的な味わいになります。

にんにくとしょうがの酒漬け

材料と作り方
(200 〜 300ml の保存びん１つ分)

❶にんにく・しょうが各30gはみじん切りにする（しょうがが多いほうが色みがよくなる）。

❷保存びんに入れ、酒をひたひたに注ぎ入れる。すぐに料理に使うことができる。

・にんにくとしょうがが酒に浸った状態で、冷蔵で１年もつ。少なくなってきたら、にんにくとしょうがのみじん切りを足して酒をひたひたに注ぎ入れ、そのまま使い続けられる。

・酒だけを香りづけに使ったり、みじん切りの具も使えば食感も楽しめる。

中国風鶏みそそぼろ（42 ページ）、
エビ団子とさやえんどうの
中国風とろみ煮（69 ページ）、
中国風甘酒しょうゆマリネ液（84ページ）、
中国風ねぎソース（102 ページ）に
使えます！

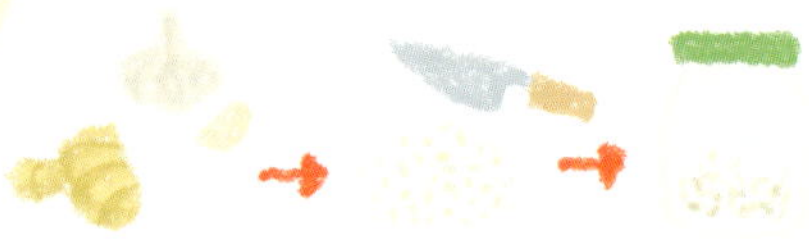

第4章

作りおきの組み合わせメニュー

12～109ページの作りおきおかずを組み合わせたアイデア献立をご紹介します。

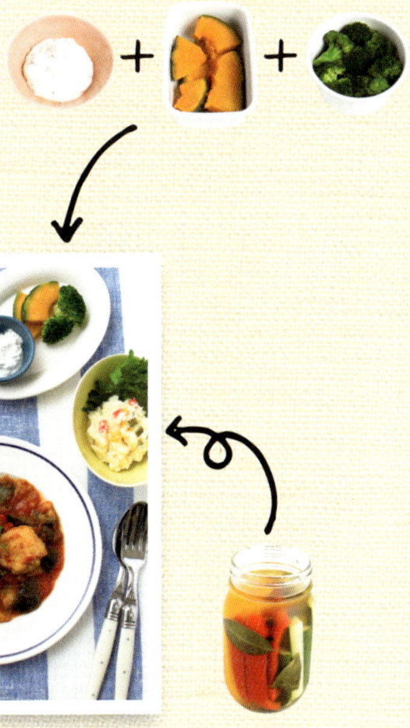

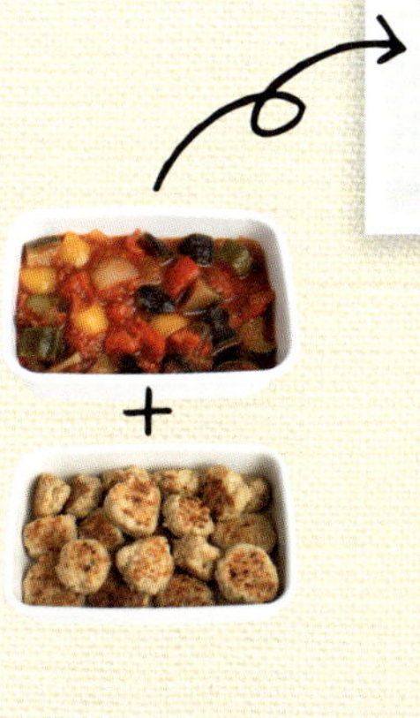

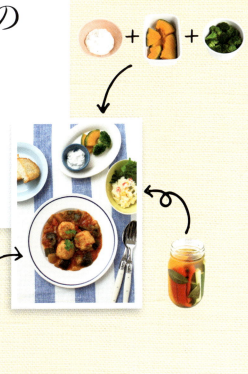

洋風献立

menu

- 鶏つくね団子のラタトゥイユ煮※
- 洋風ピクルスのポテトサラダ
  （作り方 81 ページ）
- ゆで野菜（ブロッコリー、かぼちゃ）のカテージチーズディップ（作り方 104 ページ）
- トースト（1 人分 40g）

※鶏つくね団子のラタトゥイユ煮

材料と作り方／1 人分

❶ラタトゥイユ(作り方 88 ページ) 1人分をなべに入れて中火にかけ、温まったら鶏つくね団子（作り方 62 ページ）3個を加え、団子が温まるまで加熱する。
❷器に盛り、イタリアンパセリ適量を飾る。

田中流

洋風献立のコツ

「ノンオイルで洋風に」というと「バターも油も使わずに、こくやとろみはどうやって出すの？」とよく聞かれます。たとえば、ホワイトソースやシチューのようなとろみは、水でといた小麦粉や米粉、かたくり粉を使います。また、野菜をたっぷり使って中火から弱火でじっくり蒸し煮にし、こくとうま味を引き出します。強火は厳禁。火加減を中火以下にすることで、肉や野菜などの素材が持つ脂分や水分が出てきて、ジューシーに仕上がります。

そのほか、塩麹《こうじ》、甘酒、ヨーグルトなどの発酵食品のとろみやうま味を使ってみましょう。この献立では、カテージチーズディップに塩麹を使っています。素材そのもののうま味をぐんと引き上げる効果もあります。

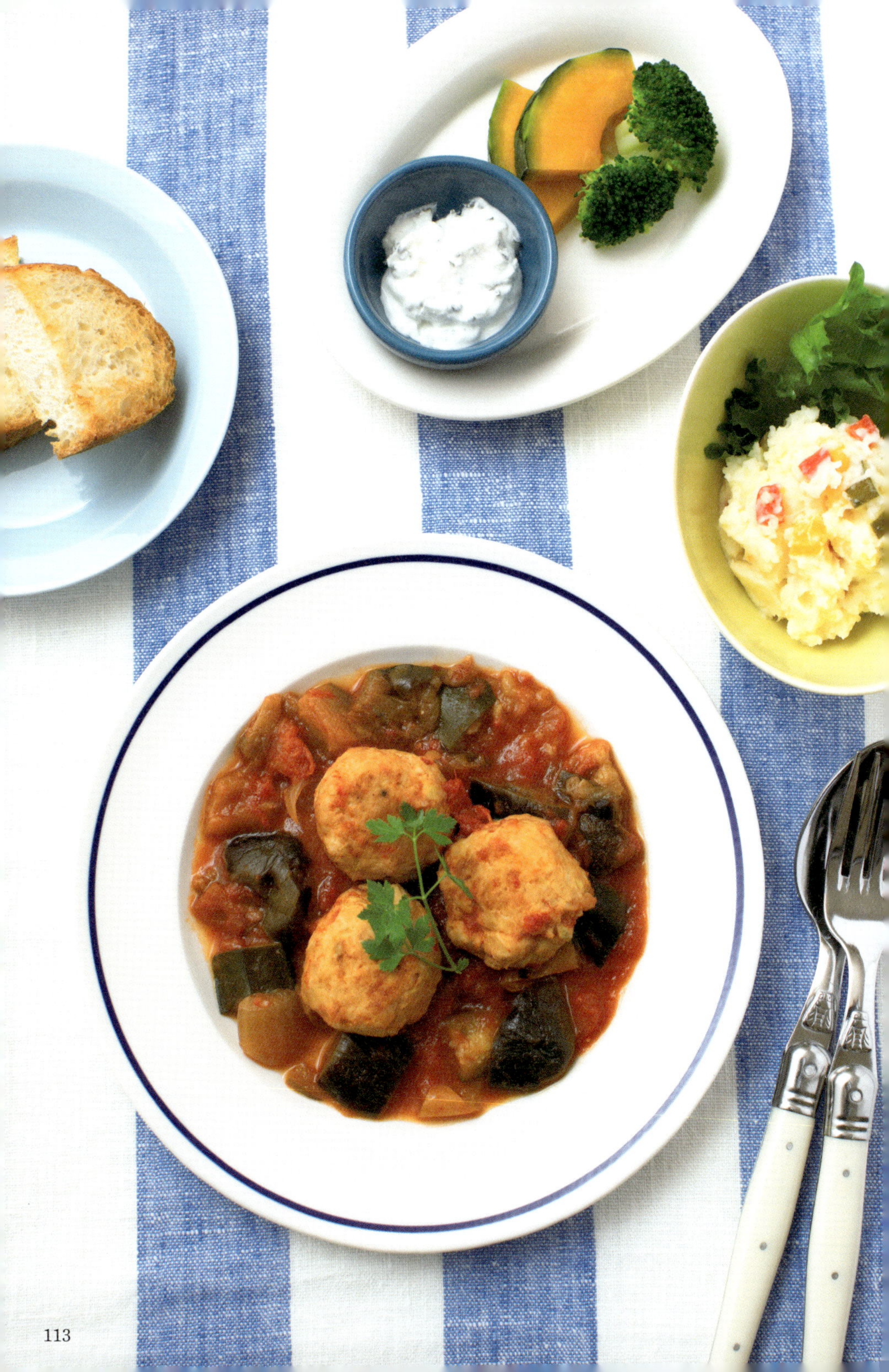

和風献立

menu

- サケの粕漬け焼き（作り方32ページ）、和風ピクルス（作り方82ページ）
- 大根とにんじん、油揚げの煮浸し（作り方95ページ）
- ゆで野菜（春菊、キャベツ）のゆず風味の甘酒ディップ（作り方104ページ）
- ほうれん草と小ねぎのすまし汁※
- ごはん（1人分180g）

※ほうれん草と小ねぎのすまし汁

材料と作り方／1人分

なべにだしを温めて塩としょうゆ各少量で調味し、ゆでたほうれん草30g、小ねぎ（小口切り）少量を加えて温める。

田中流

和風献立のコツ

和風の献立はさっぱりしすぎないように、だしをきかせたり、塩やしょうゆ、みそ、酢などで味に変化をつけたり、食感が違うものを組み合わせて満足感を高めたりします。

油を使わないと塩けをストレートに感じるので、野菜の甘味が充分に出るよう、煮物などは沸騰したら中火以下にしてことことと煮ます。やわらかくなったら火を消して味を含ませると、しっとりと仕上がり、素材の味わいや甘味がより感じられるようになります。

野菜は消化がよくなるように、繊維を断ち切るようにします（78ページ参照）。ごぼうなど繊維がかたいものは香りやうま味を引き出したあと、とり出すのも一つの方法です。香りやうま味だけでなく、とけ出た栄養もとることができます。

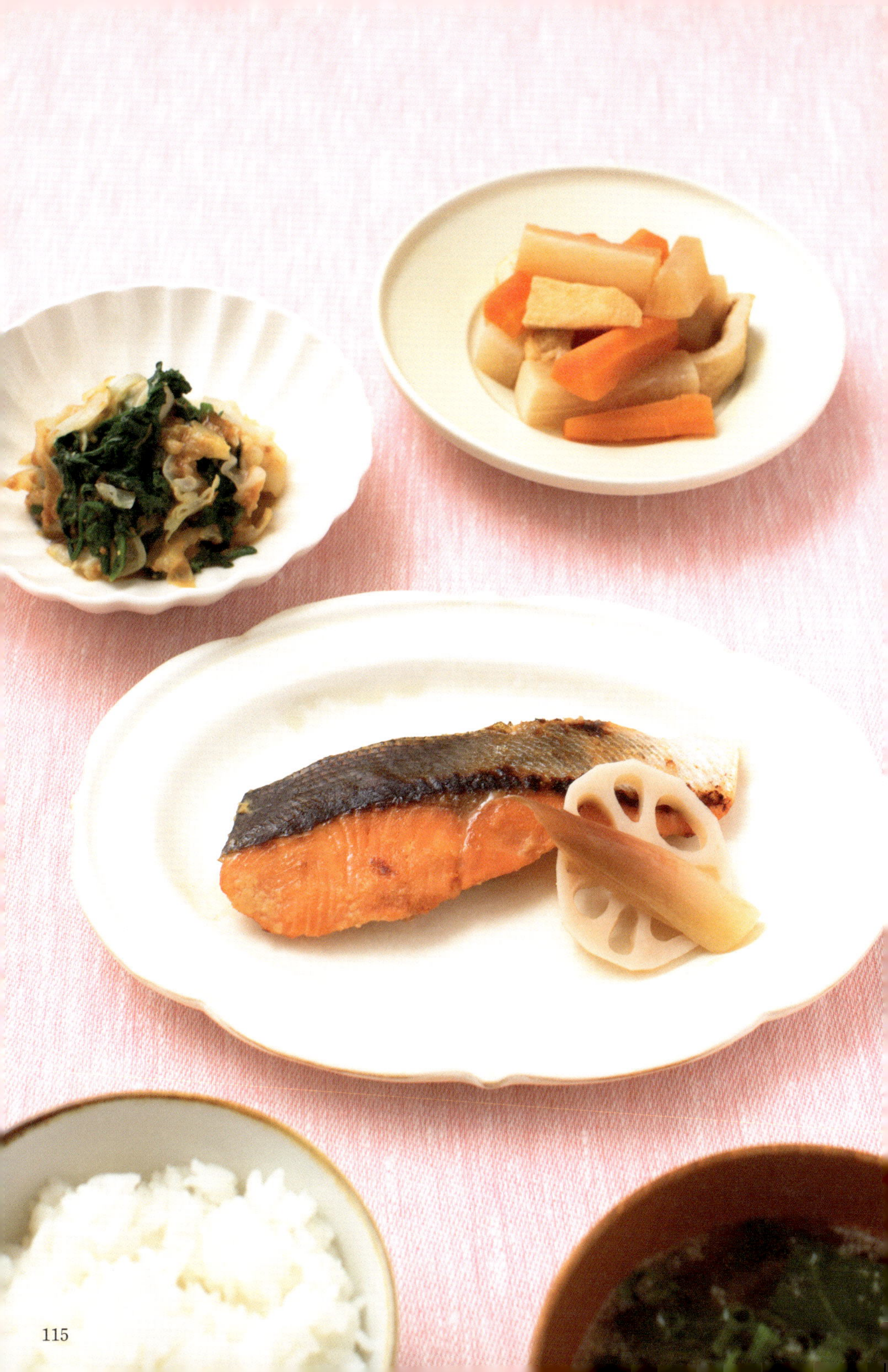

韓国風献立

menu

- 鶏肉のコチュジャン焼き（作り方28ページ）、ゆでオクラ（１人分２～３本）
- 野菜と鶏ハムの中国風甘酒しょうゆマリネ（85ページ）
- なすの韓国風煮浸し（94ページ）
- ごはん（１人分180g）

田中流

韓国風献立、中国風献立のコツ

患者さんを対象に何度かノンオイル料理の講習会をしましたが、韓国風献立や中国風献立はとても驚かれ、そしてよろこばれます。油をたっぷり使う料理が多く、また辛いものはおなかを刺激するというイメージのために、食べるのをあきらめてしまうかたが多いようです。

韓国風・中国風の調味料はスーパーでも簡単に手に入るようになりました。ねぎ、しょうが、にんにくなどの香りを利用し、中国風のだしや「醤《じゃん》」のつく調味料を使ったり、少しの辛味をきかせたりすると、メニューの幅は広がります。韓国風も中国風も、調理法は和風献立と同じ。煮る、焼く、蒸し煮にする、あえる、そして料理によってとろみを加えることで、より本格的になります。

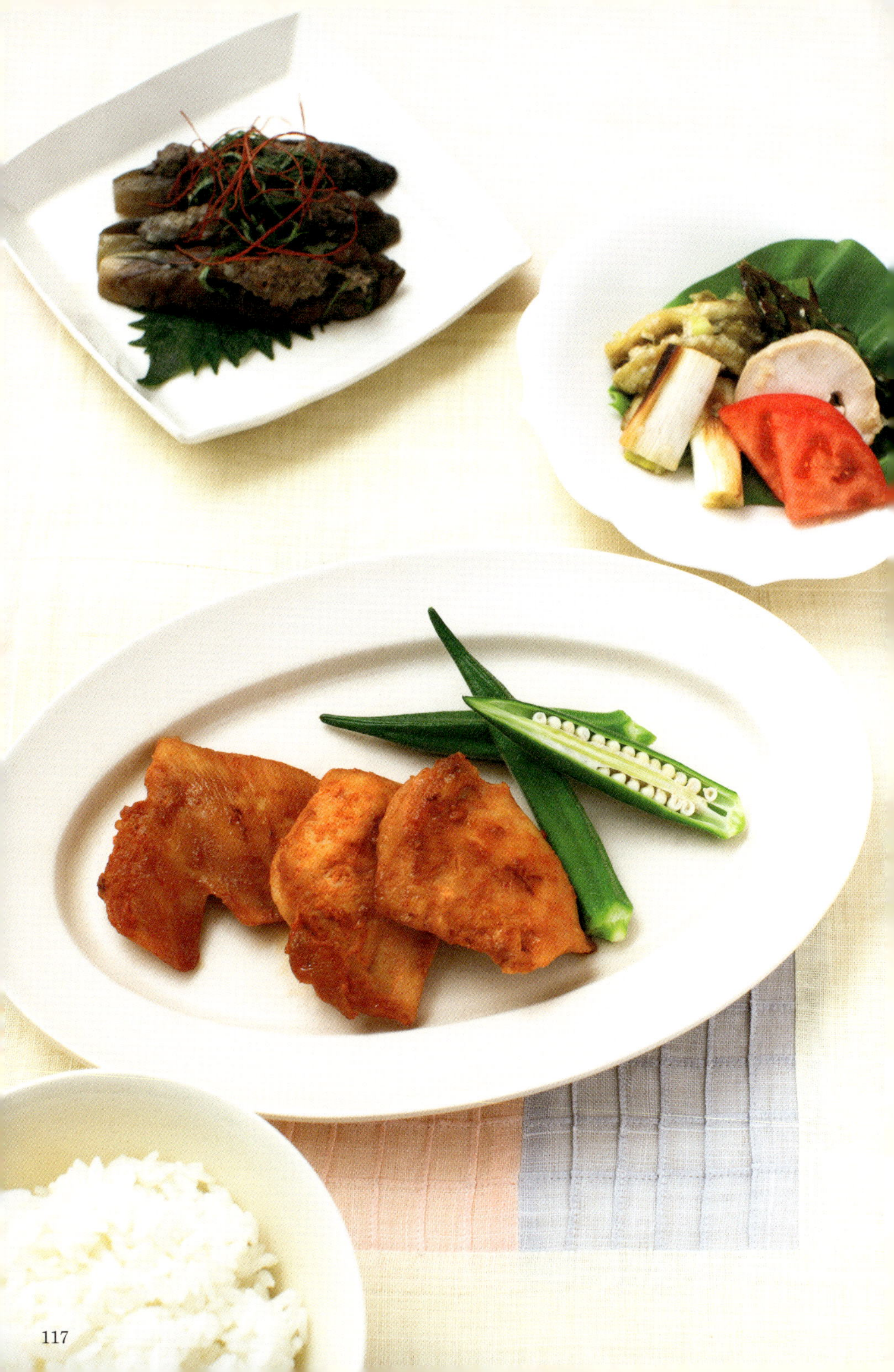

そのほかの組み合わせ例

朝食向き *menu 1*

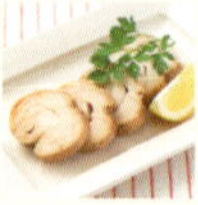
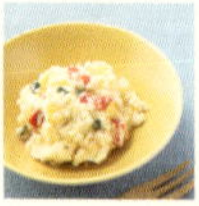

- 鶏ハム 和風しょうゆ味（作り方 12 ページ）
- 洋風ピクルスのポテトサラダ（作り方 81 ページ）
- ヨーグルト（無脂肪のもの）
- フランスパン

Point!
フランスパンは、バターを加えずに作る低脂肪のパン。
ヨーグルトも無脂肪のものを選び、おなかにやさしいメニューです。

朝食向き *menu 2*

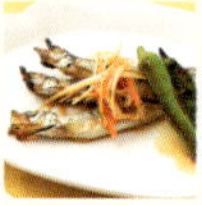
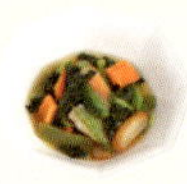
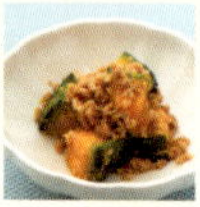

- シシャモの焼き南蛮漬け カレー風味（作り方 22 ページ）
- 小松菜とにんじん、さつま揚げの煮浸し（作り方 93 ページ）
- レンチンかぼちゃのそぼろかけ（作り方 39 ページ）
- ごはん

Point!
あわただしい朝は、冷蔵庫からとり出して並べるだけで
ほぼ食卓がととのうのが、作りおきおかずの魅力です。

昼食向き *menu 1*

お弁当にも！

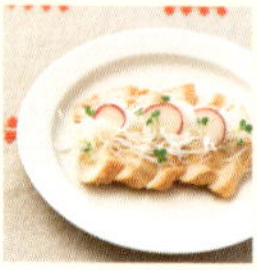
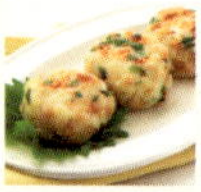
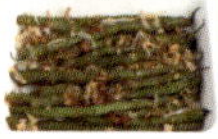

- 鶏肉のみそチャーシュー（作り方 14 ページ）
- じゃが芋のおやき風（作り方 41 ページ）
- さやいんげんのくたくた煮（作り方 91 ページ）
- ごはん

Point!
じゃが芋のおやき風は食べごたえがあるので、
ごはんはいつもよりも少なめにして調整して。

昼食向き *menu 2*

お弁当にも！

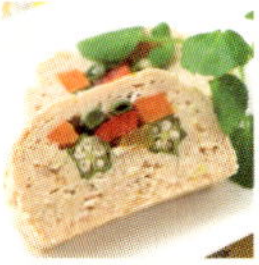

- 鶏肉のミートローフ（作り方 16 ページ）
- 洋風ピクルス（作り方 80 ページ）
- コールスロー（作り方 106 ページ）
- ベーグル

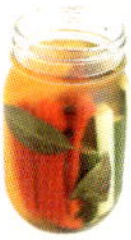

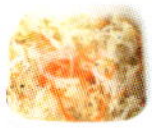

Point! ベーグルは低脂肪のパン。横半分に切って、
ミートローフと野菜をはさんでサンドイッチ風にするのもおすすめ。

昼食向き *menu 3*

お弁当にも！

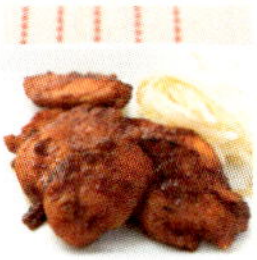

- 鶏肉のコチュジャン焼き（作り方 28 ページ）
- さつま芋のみつ煮（作り方 99 ページ）
- ゆでグリーンアスパラガス（作り方 101 ページ）
- ごはん

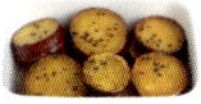

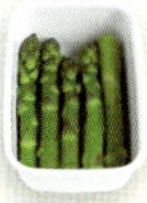

Point! コチュジャンのうま味と辛味、さつま芋の甘味を組み合わせて。
アスパラで野菜をプラスします。

昼食向き *menu 4*

お弁当にも！

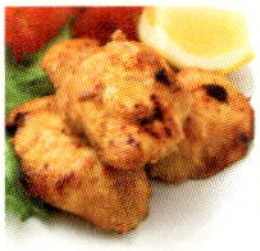

- タンドリーチキン（作り方 24 ページ）
- キャベツとりんごの蒸し煮（作り方 89 ページ）
- ブロッコリー、かぼちゃの
  カテージチーズディップ（作り方104ページ）
- ごはん

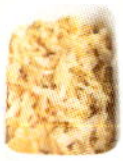

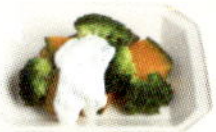

Point! 野菜の量が多かったら、カテージチーズディップはかぼちゃだけにして。
おなかと相談して、ゆっくり味わってください。

夕食向き *menu 1*

- 塩麹ハーブチキン（作り方 30 ページ）
- 簡単ロールキャベツ（作り方 49 ページ）
- キャロットラペ（作り方 108 ページ）
- 野菜とスモークサーモンの甘酒マリネ（作り方 87 ページ）
- ごはん

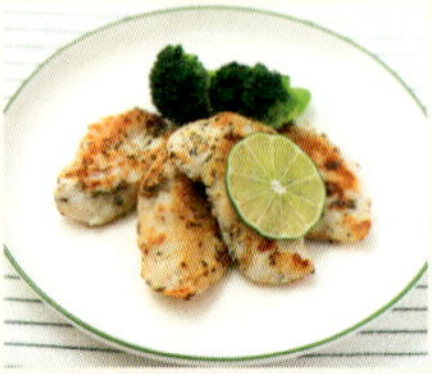
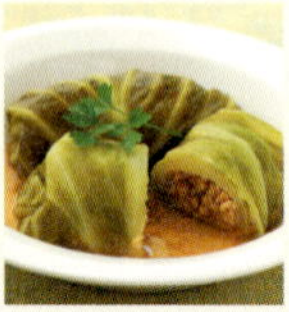
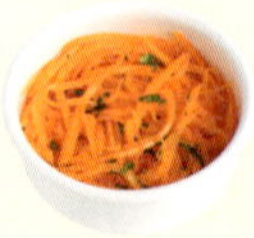
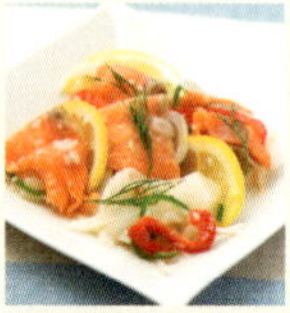

Point!
ハーブチキンのつけ合わせのブロッコリーに、
ヨーグルトタルタルソース（作り方 102 ページ）をかけても◎。
作りおきなら、充実したメニューがすぐに用意できます。

夕食向き *menu 2*

- サワラの幽庵焼き（作り方 34 ページ）
- 豆腐のそぼろあんかけ（作り方 40 ページ）
- かぼちゃとパプリカ、アスパラの焼き浸し（作り方 92 ページ）
- 春菊とキャベツのゆず風味の甘酒ディップ（作り方 104 ページ）
- ごはん

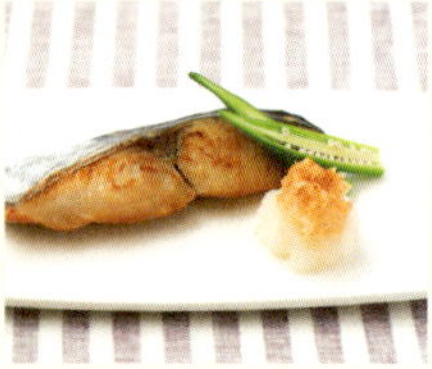
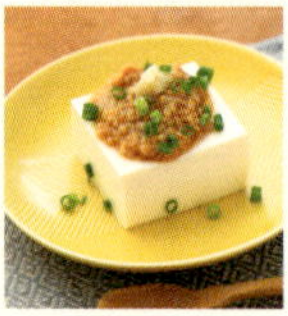
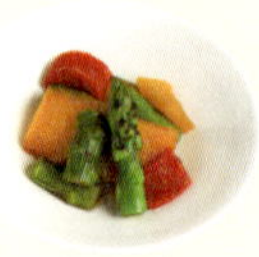
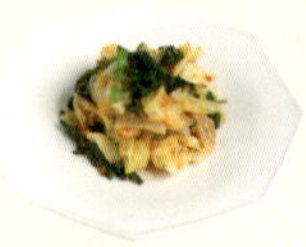

Point!
豆腐のそぼろあんかけは、豆腐を冷ややっこにし、
鶏ひき肉そぼろをサケそぼろ（作り方 46 ページ）にかえて作るのも美味です。

夕食向き *menu 3*

- サケの粕漬け焼き（作り方 32 ページ）
- 鶏つくね団子と白菜の煮物（作り方 64 ページ）
- にんじんとグリーンアスパラガスの
にんにくみそディップ（作り方 104 ページ）
- なめこと三つ葉の豆腐団子汁（作り方 72 ページ）
- ごはん

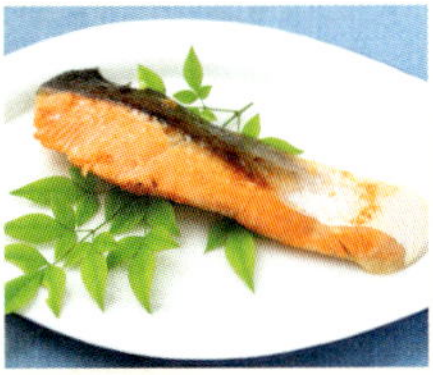
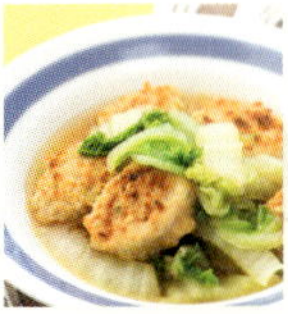
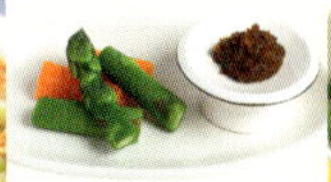
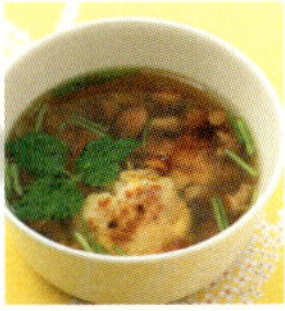

Point!
「サケの粕漬け焼き」と「鶏つくね団子と白菜の煮物」はどちらも主菜なので、両方を少しずつ食べても、どちらか一つをしっかり食べてもＯＫ。

夕食向き *menu 4*

- アジ団子のトマトグラタン（作り方 76 ページ）
- 凍り豆腐そぼろの和風サラダ（作り方 52 ページ）
- コールスローのスープ（作り方 107 ページ）
- フランスパン

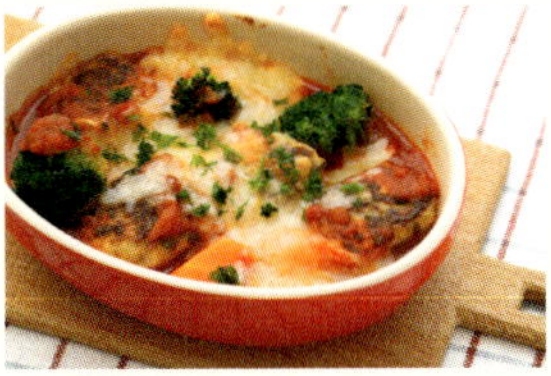
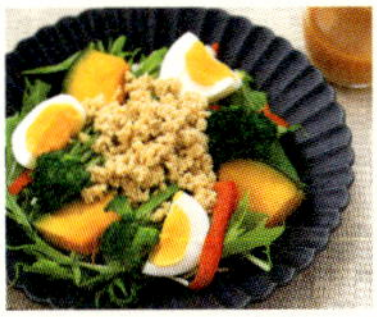
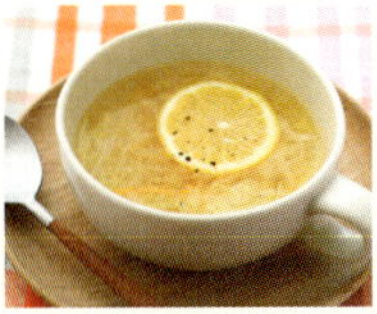

Point!
意識して食べたい魚を主菜にした、和洋風のメニュー。
パンにもごはんにも合います。

栄養成分値一覧

- 「日本食品標準成分表2015年版（七訂）」（文部科学省）に基づいています。
  同書に記載がない食品は、それに近い食品（代用品）の数値で算出しました。
- 特に記載がない場合は1人分（1回分）あたりの成分値です。
- 市販品は、メーカーから公表された成分値のみ合計しています。

ページ	料理名	エネルギー kcal	たんぱく質 g	脂質 g	炭水化物 g	食塩相当量 g
12	鶏ハム　和風しょうゆ味	101	18.8	1.5	1.7	1.0
14	鶏肉のみそチャーシュー	116	19.4	1.8	3.7	0.9
16	鶏肉のミートローフ	232	17.1	10.9	14.6	1.5
18	鶏肉のミートソース	133	9.8	6.2	6.5	0.5
18	鶏肉のミートソーススパゲティ	436	19.6	7.7	65.6	0.5
20	鶏肉の焼き南蛮漬け	134	19.9	1.7	8.7	1.1
22	シシャモの焼き南蛮漬け カレー風味	113	10.5	4.7	6.7	1.3
24	タンドリーチキン	118	15.8	4.1	3.2	1.0
24	サワラのタンドリー	165	17.0	8.0	4.5	0.8
26	鶏肉のみそ漬け焼き	120	19.4	1.9	5.1	0.8
26	ブリのみそ漬け焼き	240	18.1	14.5	6.5	1.4
28	鶏肉のコチュジャン焼き	127	19.4	1.7	6.8	1.2
28	サンマのコチュジャン焼き	258	14.5	19.0	3.4	1.3
30	塩麹ハーブチキン	117	19.0	1.5	5.5	1.4
30	ブリの塩麹焼き	222	17.4	14.1	3.7	1.5
32	鶏肉の粕漬け焼き	128	20.6	1.8	4.3	0.7
32	サケの粕漬け焼き	233	18.5	13.2	5.4	0.8
34	鶏肉の幽庵焼き	98	18.8	1.5	0.9	0.4
34	サワラの幽庵焼き	148	16.3	7.8	1.1	0.9
38	鶏ひき肉そぼろ（大さじ1）	14	1.5	0.4	0.9	0.2
39	レンチンかぼちゃのそぼろかけ	67	3.2	0.7	11.7	0.3
40	豆腐のそぼろあんかけ	62	5.2	2.7	3.7	0.2

ページ	料理名	エネルギー kcal	たんぱく質 g	脂質 g	炭水化物 g	食塩相当量 g
41	じゃが芋のおやき風	118	3.7	0.5	24.9	0.2
42	中国風鶏みそそぼろ（大さじ1）	15	1.2	0.7	0.8	0.3
43	鶏みそキャベツ	46	3.0	1.4	6.6	0.4
44	麻婆豆腐	154	12.9	8.1	6.6	0.9
45	鶏みそおにぎり	383	7.6	2.1	79.6	0.5
46	サケそぼろ（大さじ1）	17	1.3	0.5	1.3	0.2
47	サケの和風パスタ	431	17.9	4.9	73.1	1.2
48	サケそぼろの厚焼き卵	75	5.7	4.5	1.0	0.4
49	簡単ロールキャベツ	108	5.2	1.3	16.4	1.7
50	凍り豆腐そぼろ（大さじ1）	20	1.5	0.9	1.0	0.2
51	にんじんのうま煮　凍り豆腐そぼろあんかけ	51	2.4	1.2	6.8	0.9
52	凍り豆腐そぼろの和風サラダ	170	10.7	4.7	22.3	2.1
53	サラダそぼろそうめん	465	21.4	10.6	67.1	3.1
54	牛肉そぼろ（大さじ1）	23	1.3	1.4	0.9	0.3
55	焼き玉ねぎのそぼろかけ	136	4.6	3.0	20.2	1.0
56	簡単白あえ	216	11.8	10.5	18.9	1.4
57	キンパ風巻きずし	238	6.6	3.9	42.0	1.5
58	サバそぼろ（大さじ1）	19	1.7	0.9	0.6	0.2
59	油揚げのサバそぼろ詰め焼き	106	7.0	7.6	2.2	0.2
60	サバそぼろのサンドイッチ	220	7.9	1.7	43.6	1.0
61	サバそぼろのおつまみピザ	112	8.0	3.5	11.5	0.7
62	鶏つくね団子（1個分）	28	3.2	1.1	1.2	0.2
63	鶏つくね団子の梅じょうゆ添え	157	16.1	5.3	9.5	1.9
64	鶏つくね団子と白菜の煮物	175	17.4	5.4	11.6	2.6
65	鶏つくね団子の甘酢あんかけ	231	20.2	6.4	19.9	2.5
66	エビ団子（1個分）	18	2.8	0.1	1.2	0.1
67	エビ団子のあんかけ	115	14.7	0.5	11.3	0.9
68	エビ団子のクリーム煮	197	16.1	2.0	28.4	2.3

ページ	料理名	エネルギー kcal	たんぱく質 g	脂質 g	炭水化物 g	食塩相当量 g
69	エビ団子とさやえんどうの中国風とろみ煮	127	15.4	0.5	12.4	1.8
70	豆腐団子（1個分）	28	2.2	1.2	1.6	0.2
71	豆腐団子のポン酢しょうゆかけ	148	11.4	6.2	10.3	1.2
72	なめこと三つ葉の豆腐団子汁	103	8.8	3.8	9.3	2.0
73	豆腐団子のオイスターソース蒸し煮	189	14.3	6.6	17.2	2.3
74	アジ団子（1個分）	26	3.1	1.0	0.6	0.2
75	焼きアジ団子　くるみみそ添え	149	16.3	6.1	4.9	1.5
76	アジ団子のトマトグラタン	166	17.7	6.8	7.3	1.4
77	つみれ汁	89	8.6	2.5	5.3	2.1
80	洋風ピクルス（全量）	130	3.2	0.5	25.6	2.9
81	洋風ピクルスのポテトサラダ	128	4.1	0.4	27.5	0.8
82	和風ピクルス（全量）	205	4.3	0.5	49.6	3.8
83	野菜ずし	347	5.8	0.9	75.9	0.7
84	中国風甘酒しょうゆマリネ液（大さじ1）	19	0.5	0.1	3.8	0.5
84	塩麹のマリネ液（大さじ1）	16	0.2	0	3.6	0.5
84	甘酒マリネ液（大さじ1）	19	0.3	0.1	4.1	0.8
85	野菜と鶏ハムの中国風甘酒しょうゆマリネ	94	8.1	0.7	15.0	1.0
86	野菜とエビの塩麹マリネ	123	17.7	0.7	11.3	1.0
87	野菜とスモークサーモンの甘酒マリネ	108	8.0	1.7	15.2	1.6
88	ラタトゥイユ	67	2.3	0.4	13.7	1.8
89	キャベツとりんごの蒸し煮	47	1.2	0.2	9.5	0.4
90	にんじんとツナの蒸し煮	55	6.5	0.4	7.2	1.4
91	さやいんげんのくたくた煮	46	3.0	0.1	6.5	1.0
92	かぼちゃとパプリカ、アスパラの焼き浸し	62	2.6	0.3	13.4	0.8
93	小松菜とにんじん、さつま揚げの煮浸し	39	3.0	0.6	6.2	1.0
94	なすの韓国風煮浸し	40	2.1	1.8	3.6	0.4
95	大根とにんじん、油揚げの煮浸し	97	4.3	3.4	11.7	1.5
96	にんじんとこんにゃくの甘辛煮	79	4.9	2.4	10.0	2.0

ページ	料理名	エネルギー kcal	たんぱく質 g	脂質 g	炭水化物 g	食塩相当量 g
97	ピーマンとししとうがらしのうま煮	29	1.2	0.2	6.6	0.9
98	里芋とイカのうま煮	110	8.1	0.4	15.6	1.5
99	さつま芋のみつ煮	113	0.8	0.5	23.4	0.3
102	ヨーグルトタルタルソース（小さじ1）	3	0.2	0.1	0.3	0.1
102	中国風ねぎソース（小さじ1）	3	0.2	0.1	0.5	0.3
103	カテージチーズディップ（小さじ1）	5	0.6	0.2	0.2	0.1
103	にんにくみそディップ（小さじ1）	11	0.4	0.4	1.5	0.3
103	ゆず風味の甘酒ディップ（小さじ1）	8	0.4	0.2	1.4	0.3
104	にんじん、アスパラ、にんにくみそディップ	18	0.8	0.4	2.9	0.3
104	春菊、キャベツ、ゆず風味の甘酒ディップ	32	1.7	0.5	5.8	0.6
104	ブロッコリー、かぼちゃ、 カテージチーズディップ	66	3.3	0.5	13.0	0.1
104	さやいんげん、かぼちゃ、 ヨーグルトタルタルソース	36	1.0	0.3	7.6	0.1
105	にんじん、小松菜、中国風ねぎソース	16	1.0	0.1	2.9	0.6
105	ほうれん草、春菊、中国風ねぎソース	24	2.3	0.5	3.8	0.3
105	アスパラガス、ゆず風味の甘酒ディップ	15	1.1	0.2	2.7	0.3
105	スナップえんどう、にんにくみそディップ	24	1.3	0.4	4.5	0.3
106	コールスロー（全量）	102	3.3	0.5	23.6	2.4
107	コールスローのスープ	18	0.6	0.1	4.1	1.9
108	キャロットラペ（全量）	110	1.1	0.1	28.5	1.0
109	キャロットラペのココット	199	17.9	11.3	5.4	1.5

脂質量別索引

脂質 0.5g 以上		ページ
0.5 g	じゃが芋のおやき風	41
0.5 g	サケそぼろ（大さじ1）	46
0.5 g	エビ団子のあんかけ	67
0.5 g	エビ団子とさやえんどうの中国風とろみ煮	69
0.5 g	洋風ピクルス（全量）	80
0.5 g	和風ピクルス（全量）	82
0.5 g	さつま芋のみつ煮	99
0.5 g	春菊、キャベツ、ゆず風味の甘酒ディップ	104
0.5 g	ブロッコリー、かぼちゃ、カテージチーズディップ	104
0.5 g	ほうれん草、春菊、中国風ねぎソース	105
0.5 g	コールスロー（全量）	106
0.6 g	小松菜とにんじん、さつま揚げの煮浸し	93
0.7 g	レンチンかぼちゃのそぼろかけ	39
0.7 g	中国風鶏みそそぼろ（大さじ1）	42
0.7 g	野菜と鶏ハムの中国風甘酒しょうゆマリネ	85
0.7 g	野菜とエビの塩麹マリネ	86
0.9 g	凍り豆腐そぼろ（大さじ1）	50
0.9 g	サバそぼろ（大さじ1）	58
0.9 g	野菜ずし	83

脂質 1.0g 以上		ページ
1.0 g	アジ団子（1個分）	74
1.1 g	鶏つくね団子（1個分）	62
1.2 g	にんじんのうま煮 凍り豆腐そぼろあんかけ	51
1.2 g	豆腐団子（1個分）	70
1.3 g	簡単ロールキャベツ	49
1.4 g	鶏みそキャベツ	43
1.4 g	牛肉そぼろ（大さじ1）	54
1.5 g	鶏ハム　和風しょうゆ味	12

脂質 0.5g 未満		ページ
0 g	塩麹のマリネ液（大さじ1）	84
0.1 g	エビ団子（1個分）	66
0.1 g	中国風甘酒しょうゆマリネ液（大さじ1）	84
0.1 g	甘酒マリネ液（大さじ1）	84
0.1 g	さやいんげんのくたくた煮	91
0.1 g	ヨーグルトタルタルソース（小さじ1）	102
0.1 g	中国風ねぎソース（小さじ1）	102
0.1 g	にんじん、小松菜、中国風ねぎソース	105
0.1 g	コールスローのスープ	107
0.1 g	キャロットラペ（全量）	108
0.2 g	キャベツとりんごの蒸し煮	89
0.2 g	ピーマンとししとうがらしのうま煮	97
0.2 g	カテージチーズディップ（小さじ1）	103
0.2 g	ゆず風味の甘酒ディップ（小さじ1）	103
0.2 g	アスパラガス、ゆず風味の甘酒ディップ	105
0.3 g	かぼちゃとパプリカ、アスパラの焼き浸し	92
0.3 g	さやいんげん、かぼちゃ、ヨーグルトタルタルソース	104
0.4 g	鶏ひき肉そぼろ（大さじ1）	38
0.4 g	洋風ピクルスのポテトサラダ	81
0.4 g	ラタトゥイユ	88
0.4 g	にんじんとツナの蒸し煮	90
0.4 g	里芋とイカのうま煮	98
0.4 g	にんにくみそディップ（小さじ1）	103
0.4 g	にんじん、アスパラ、にんにくみそディップ	104
0.4 g	スナップえんどう、にんにくみそディップ	105

脂質 5.0g 以上

脂質	料理名	ページ
5.3 g	鶏つくね団子の梅じょうゆ添え	63
5.4 g	鶏つくね団子と白菜の煮物	64
6.1 g	焼きアジ団子　くるみみそ添え	75
6.2 g	鶏肉のミートソース	18
6.2 g	豆腐団子のポン酢しょうゆかけ	71
6.4 g	鶏つくね団子の甘酢あんかけ	65
6.6 g	豆腐団子のオイスターソース蒸し煮	73
6.8 g	アジ団子のトマトグラタン	76
7.6 g	油揚げのサバそぼろ詰め焼き	59
7.7 g	鶏肉のミートソーススパゲティ	18
7.8 g	サワラの幽庵焼き	34
8.0 g	サワラのタンドリー	24
8.1 g	麻婆豆腐	44

脂質 10.0g 以上

脂質	料理名	ページ
10.5 g	簡単白あえ	56
10.6 g	サラダそぼろそうめん	53
10.9 g	鶏肉のミートローフ	16
11.3 g	キャロットラペのココット	109
13.2 g	サケの粕漬け焼き	32
14.1 g	ブリの塩麹焼き	30
14.5 g	ブリのみそ漬け焼き	26
19.0 g	サンマのコチュジャン焼き	28

脂質	料理名	ページ
1.5 g	塩麹ハーブチキン	30
1.5 g	鶏肉の幽庵焼き	34
1.7 g	鶏肉の焼き南蛮漬け	20
1.7 g	鶏肉のコチュジャン焼き	28
1.7 g	サバそぼろのサンドイッチ	60
1.7 g	野菜とスモークサーモンの甘酒マリネ	87
1.8 g	鶏肉のみそチャーシュー	14
1.8 g	鶏肉の粕漬け焼き	32
1.8 g	なすの韓国風煮浸し	94
1.9 g	鶏肉のみそ漬け焼き	26

脂質 2.0g 以上

脂質	料理名	ページ
2.0 g	エビ団子のクリーム煮	68
2.1 g	鶏みそおにぎり	45
2.4 g	にんじんとこんにゃくの甘辛煮	96
2.5 g	つみれ汁	77
2.7 g	豆腐のそぼろあんかけ	40

脂質 3.0g 以上

脂質	料理名	ページ
3.0 g	焼き玉ねぎのそぼろかけ	55
3.4 g	大根とにんじん、油揚げの煮浸し	95
3.5 g	サバそぼろのおつまみピザ	61
3.8 g	なめこと三つ葉の豆腐団子汁	72
3.9 g	キンパ風巻きずし	57

脂質 4.0g 以上

脂質	料理名	ページ
4.1 g	タンドリーチキン	24
4.5 g	サケそぼろの厚焼き卵	48
4.7 g	シシャモの焼き南蛮漬けカレー風味	22
4.7 g	凍り豆腐そぼろの和風サラダ	52
4.9 g	サケの和風パスタ	47

田中可奈子（たなか・かなこ）
料理研究家、栄養士

テレビ、新聞、雑誌、企業のホームページなどでレシピを提案するほか、レシピ本の執筆、イベントの講師なども務める。クローン病と診断された家族が安心して食べられるようにくふうしたノンオイルレシピは、同じ食卓を囲む家族みんなの健康も支えている。フードコーディネーター、食育指導士、国際薬膳食育師などの資格も持つ。
著書・共著に、『クローン病・潰瘍性大腸炎の安心ごはん』、『成長期から思春期のクローン病・潰瘍性大腸炎まんぷくごはん』、『ノンオイルだからおいしいお菓子』（ともに女子栄養大学出版部）ほか多数。

クローン病・潰瘍性大腸炎のお話

酒井英樹（さかい・ひでき）
柏市立柏病院消化器内科科長代理
健診センター長

石川由香（いしかわ・ゆか）
柏市立柏病院栄養科長

Staff
デザイン・イラスト ● 横田洋子
撮影 ● 片柳沙織
スタイリング ● 村松真記
調理アシスタント ● 永松恭子
栄養価計算 ● 戌亥梨恵
校閲 ● くすのき舎

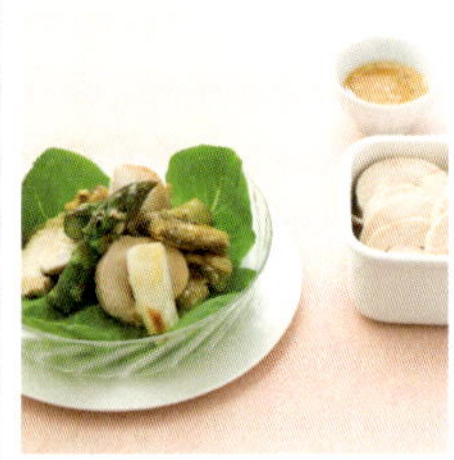

作りおきシリーズ 食事療法
クローン病・潰瘍性大腸炎のノンオイル作りおき

2018年9月25日　初版第1刷発行
2024年5月10日　初版第3刷発行

著　者　田中可奈子
発行者　香川明夫
発行所　女子栄養大学出版部
〒170－8481
東京都豊島区駒込3-24-3
電話　03-3918-5411（販売）
03-3918-5301（編集）

URL　https://eiyo21.com/
印刷・製本　TOPPAN株式会社

ISBN 978-4-7895-1910-6